全体構造法でとり組む
失語症の
在宅リハビリ

道関京子 編著

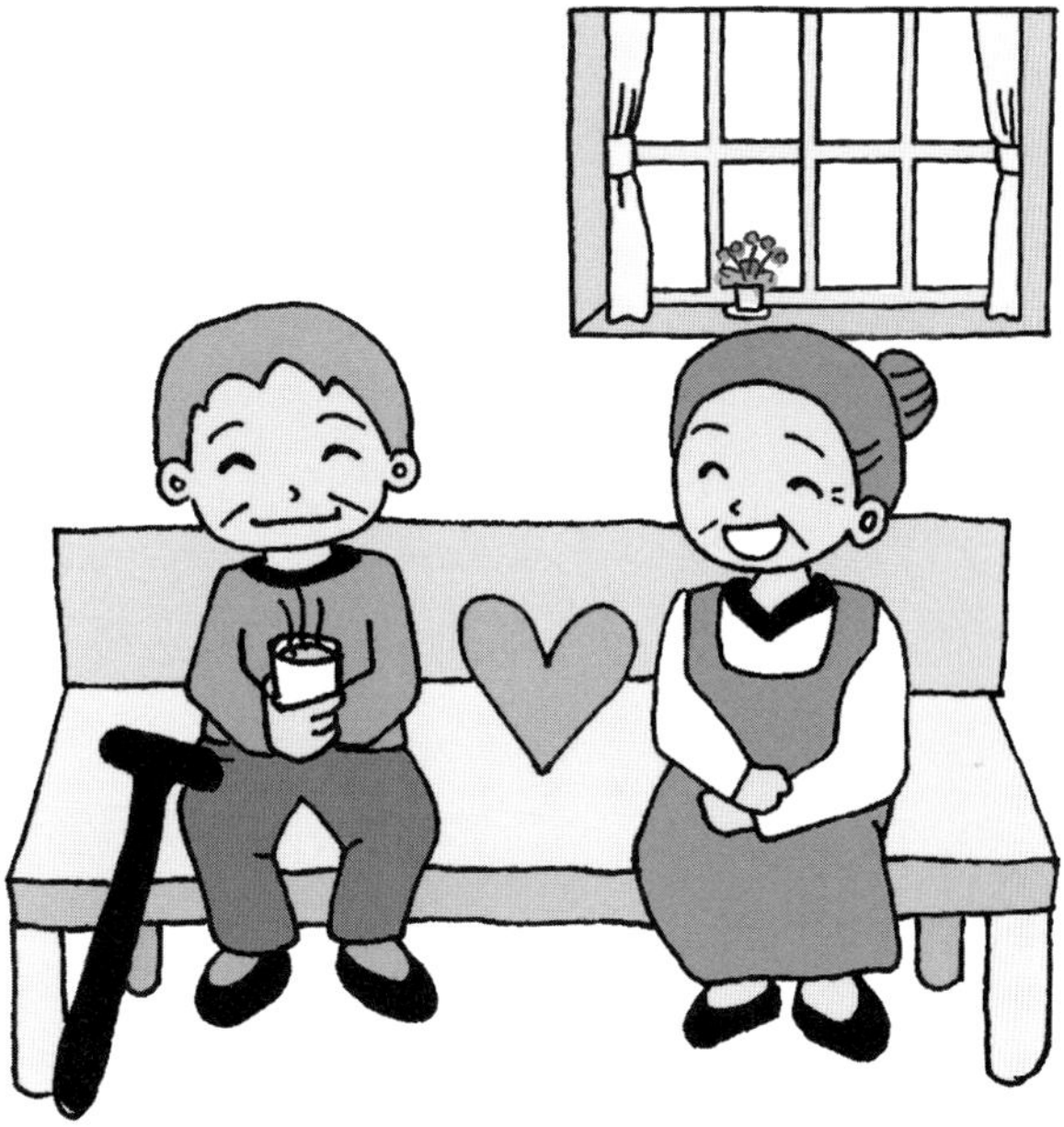

医歯薬出版株式会社

This book is originally published in Japanese
under the title of :

ZENTAIKOZOHO-DE-TORIKUMU SHITSUGOSHO-NO ZAITAKU-RIHABIRI

(Home Rehabilitation of Aphasia, by JIST method)

Editor:
DOSEKI, Keiko
Speech Therapist & Professor of Nigata University of Rehabilitation

ISHIYAKU PUBLISHERS, INC.
7-10, Honkomagome 1 chome, Bunkyo-ku,
Tokyo 113-8612, Japan

執筆者一覧

[編集]

道関　京子　どうせき　けいこ　言語聴覚士/新潟リハビリテーション大学大学院リハビリテーション研究科

[執筆]

道関　京子　編集に同じ

前川ヤス子　まえかわ　やすこ　言語聴覚士/元介護つき有料老人ホームヴィラノーヴァ大谷

岩田綾由美　いわた　あゆみ　言語聴覚士/元西尾市民病院

藤川　幸子　ふじかわ　さちこ　言語聴覚士/東京逓信病院

不破本純子　ふわもと　じゅんこ　言語聴覚士/はるか訪問看護ステーション

志賀美代子　しが　みよこ　言語聴覚士/倉重こどもクリニック

木下　美緒　きのした　みお　言語聴覚士/鴻巣市こどもデイサービスセンター

田鎖　泰子　たくさり　やすこ　言語聴覚士/発達支援スクールクローバー

成瀬　光生　なるせ　こうせい　言語聴覚士/介護老人保健施設ひざし

金山　節子　かなやま　せつこ　言語聴覚士/元東京慈恵会医科大学第三病院

長谷川和子　はせがわ　かずこ　言語聴覚士/上伊那生協病院

並木　亜希　なみき　あき　言語聴覚士/元東京逓信病院

矢島真理子　やじま　まりこ　言語聴覚士/横浜労災病院

藤井加代子　ふじい　かよこ　言語聴覚士/日本体育大学

猪熊　邦子　いのくま　くにこ　言語聴覚士/元神奈川リハビリテーション病院

鳥居　智子　とりい　ともこ　言語聴覚士/島田市立総合医療センター

中塚　圭子　なかつか　けいこ　言語聴覚士/医療法人寿尚会洛陽病院

平　　明子　たいら　あきこ　言語聴覚士/元袋井市立袋井市民病院

五十嵐明美　いがらし　あけみ　言語聴覚士/多機能型放課後等デイサービス青木 Couleur(クルール)

山本　悠子　やまもと　ゆうこ　言語聴覚士/元北海道大学病院歯科診療センター

鈴木　和美　すずき　かずみ　言語聴覚士/元山梨県立あけぼの医療福祉センター

西野とし子　にしの　としこ　言語聴覚士/元大和市立渋谷小学校

盛　由紀子　もり　ゆきこ　言語聴覚士/「和の輪の家」

(執筆順)

[イラスト]

世良　厚子　せら　あつこ　言語聴覚士/介護老人保健施設 ライフ慈友館

はじめに

「全体構造法（JIST法）」というとある種のテクニックと受け取られるかもしれません。しかし本法は、人間の脳にとってもっとも自然で、もっとも効率的な言語構築を探求してきた体系であり、how-toではありません。ですから他の訓練法を全面否定しているものでもありません。本法の技法の一部は一見、従来の方法に似ているものも当然あります。

私たち人間においては、言語の学習は土台から段階的に構築していく…ということが多くの人間科学研究からわかってきています。本法の特徴は、そうした人間科学研究から出発していることです。すなわち、常に一人の人間の言語再学習として、どの段階でどの順番で練習していくかという体系研究のもとで、その技法を用いていくのです。

そのため、本法の言語専門家（主として言語聴覚士：ＳＴ）への伝達はできるかぎり紙面に頼らずに講習会で、生《なま》の臨床場面を考えてもらいながら行ってきました。そういう状況のなか、家族にも理解してもらえるような紹介書を出版してはどうかと声をかけてもらいました。言語専門家に対してさえ真に全体体系を理解してもらうのに時間がかかるのに、そのような本が書けるとは思えず、突拍子もないこととうろたえ何年も経ってしまいました。このたび、なんとか形にできたのは、全国のJIST会員の実績を伴った心強い支援のおかげです。

本書は一般の方々にもわかっていただけるよう、可能な限り専門語を用いないで説明していくという方針で書き始めました。そのため、回りくどい言い方や、言語専門家間では使わない用語なども使わざるをえませんでした。特に導入部分のなかの「話しことばの習得」については、ずいぶんクドクドと書いてしまいました。話しことば、つまり「ことば音」のことを日常語で説明しはじめたら、どうしてもこうなってしまったのです。それでも話しことばの、重要な土台であるリズムやイントネーション（抑揚）、情緒、強さなどを包括した用語である「プロソディ」だけは、そのまま専門語で書かせてもらいました。そのつど、リズム、イントネーション（抑揚）、情緒、強さ…などと書いていくと、文章全体がわかりにくくなってしまうからです。

可能なかぎりわかりやすくといっても、著者の能力に限界があり説明不足の部分が甚だ多くなりましたが、そこは幸運にも同じJIST臨床家の仲間である世良厚子さんの挿絵に補ってもらえたと感謝しています。さらに日々の臨床業務で多忙にもかかわらず、現場での実感や他領域への試みを書いてくれたJIST臨床家の仲間のおかげです。

全体構造法は、指導者が主体であった従来の言語訓練から、失語症者自らの自発性主体の言語訓練への転換をもとめます。一石を投ずる考え方として本法を、統一しまとめてきました。ここまで一つの体系としてまとめることができたのは、多岐にわたる人間科学分野の研究成果を利用させていただくことができたおかげです。これらご教示を受けた先達研究者の氏名を列記するには紙面がいくらあっても足りなく、参考文献で研究名を示すのも多数すぎて学術書のようになってしまい、本誌の目的に沿いません。主に参考・引用させていただいた先行研究は、『新版失語症のリハビリテーション　全体構造法　基本編』（医歯薬出版刊）で確認していただければさいわいです。

上記先行研究者はもちろん、失語症訓練の現状に危機感をもちこの十数年間、変わらずこの臨床研究を支持してくださったC.ロベルジュ先生（上智大学名誉教授）、米本恭三先生（東京慈恵会医科大学名誉教授）に、紙面をおかりし心より感謝の意を表します。

また、企画の段階から永い間にわたって終始忍耐強く、本書の成立にお骨折りいただいた医歯薬出版の斎藤和博氏にあらためてお礼申しあげます。

二〇〇七年四月

道関京子

目次

4　全体構造法はこんな言語障害にも有効です　129

●1● 失語症治療における全体構造法の考え方

◎失語症の本質へのアプローチを避けた訓練法

現在は情報化時代です。ですから、失語症という障害や症状についても、デジタル化された専門的分析方法や画像などのさまざまな情報が溢れています。それに加えて、そのデジタル化のために考えられた検査法も無制限に増えつづけ、多彩なデータが集積されるようになっています。したがって失語症治療に携わる専門職、すなわち情報を発信する側にとっては都合がよいものですが、情報を受ける側はよくよく注意してかかる必要があります。どんな点を大切にしながら訓練すべきかという観点から、情報の選択が必要でしょう。

デジタル化とは結局は、情報の数値化のことです。とりたてて新しい内容が加えられたわけではありません。これまで、デジタル化された理論やそこから導き出されたとされる方法やテクニックによっては、残念ながらどれについても科学的な検証にたえられる言語改善の結果は示されていません。

まず最初に、これら理論やテクニックの大きな問題点をはっきりさせておきましょ

263-00729

う。

問題のひとつは、今はやりのデジタル化された理論やテクニックにおいては失語症の本質へのアプローチが無視されていることです。失語症とは本質的に、できるときもありながら、そうしようと思ったときできない障害です。これらの理論や方法論は「できるときもありながら、そうしようと思ったときにできない。何故そうなのか」に答えていない訓練なのです。

言語聴覚士（ST）など訓練する側は、思うような結果が出せなかったときなどには、その患者さんの担当を替わることができますが、患者さんには今の自分しかありません。失語症の患者さんは、「ことばを治してほしい」と言語訓練に行くはずです。けれど、あなたを待っているSTは、「失語症が治る」とは思っていない場合がほとんどです。だから「失語症を絶対に治そう」とも思わないで訓練を担当している場合が多いのです。こう書いている私も以前はそうでした。「そんな筈はない！　STは失語症を治すために訓練しているのではないか」と反論されるかもしれません。しかし、ほとんどのSTが行っている現状は、多くの検査によって失語症の度合いや類型を調べることと、「理屈ではこうなるはず」という対応訓練だけです。障害の本質にはまったく手をつけていません。これでは、患者さん側の要望との乖離はますます大きくなってしまいます。「何かの拍子で、運がよければ良くなるかもしれない」という、〝結果あなた任せ〟でやっているしかないのです。

失語症の苦しみに共感し、愛情をこめてあの手この手で何度も何度も刺激すれば、

263-00729

そのうち覚えてくれるかもしれないという議論も，結果を出せませんでした。いくら愛情をもった対応訓練といっても，あくまで愛情をもった人の側の勝手な理屈や技法で行われているにすぎなかったからです。人間のもっとも精密な器官である脳が行う言語習得について本当の意味の理解を探求せず，安易な情緒性だけで失語症が解決できるはずがありません。

●徹底的な反省から出発した全体構造法

失語症のリハビリテーションの現状が，こうなっている原因のもうひとつの理由は，誤った科学信奉の立場からだけこの障害をみてきたためでした。科学とは，同じ方法を適用すれば別の人も同じ結果になるという再現性，あるいは反復性を要求することです。この科学の落とし穴にはまり込んでしまって，こと人間に関しては同じ条件であったとしても同じことが二度おこることはない，ということが無視されてきたのです。失語症のリハビリテーションの場合，Aさんに有効であったとしても，それがBさんやCさんにも有効であるという普遍的な方法はないのです。言葉がうまくいかない，器質的・機能的問題が，一人ひとりで異なっているからです。

「どうせ失語症は治らない」というあきらめ感が広がっている状況で，当然の結果として「訓練は誰にでもできる内容」「STはいなくても間に合っている」という，社会的，医学的認知が広がってしまったのです。

もちろん失語症があっても仲間と楽しく生きるお手伝いとか，ことばの回復はあき

263-00729

らめてジェスチャーや描画を練習するという、全く違う立場からの訓練もひろく行われています。でもいうまでもないことですが、こういった考え方は失語症者の普遍的な欲求をまっすぐに見ずに、脇においてしまう訓練です。このような訓練は、この本の主旨である「人間だからことばでコミュニケーションしたい」気持ちに応じようとする目的とは別なので、本書では言及しません。

全体構造法は、このような言語訓練の現状に対して、徹底的な反省から出発しました。本法は失語症の本質に応えるべきやり方を、現在のあらゆる関連科学から教えられ組み立ててきたものです。

失語症の本質的な要求に応えられなかった「やらねばならない、覚えさせる、やってもらう、やらせる、挑戦させる、頑張らせる」訓練…これらの何が間違っていたのでしょうか。私たちは人間研究科学に戻って「何が間違っていたのか」から考えはじめました。そして、失語症の方は失語症があっても「生きてコミュニケーション活動している人間である」という原点に戻るしかありませんでした。

端的に結論をいってしまえば、自国語のことばとは、「やらねばならない、覚えさせる、やってもらう、やらせる、挑戦させる、頑張らせる」として覚えさせるお勉強課目などではなかったのです。ことばとは、自らコミュニケーションしながら自分と一体となっていくものであるという真実から目を離してはいけなかったのです。

全体構造法の基本

それでは、人間が、自国語を習得していく一番確実で自然なプロセスを真に明示してくれる科学的な教本はいったいどこにあるのでしょうか。全体構造法の見つけた答えは、「ことばの発達プロセスの研究」です。すべての人間の脳が自然に自国語を習得していくプロセスの研究のことです。そうした研究成果に学びながら私たちは、次のような考えにたどり着きました。

言葉を獲得してきた人間の自然な過程をたどり直すことによって、言葉を再獲得することができないものだろうか…という考えです。

「いったん言語を獲得した人間の再獲得の道筋は、発達過程とは異なる」という反論もあります。でもよく考えてみてください。どのようなものでも、崩壊してしまってもう一度その機能を構築しなくてはならないとしたら当然、崩壊した部分の基礎から構築することになるのではないでしょうか？　その道筋は疑問の余地がないのではないでしょうか。基礎の一部が残存している場合、基礎を修復しないで上部構造だけ体裁をつくろってしまったらどうなるでしょうか？　一時的、応急的には機能させられたようにみえたとしても、まったく安定した障りのない働きは不可能です。土台が無い、うわべだけ形だけで成り立っているようなもので機能できるはずがありません。再建の途中の過程で残された部分を利用することはあっても、基本的にはやはり土台から再構築していく同じ道筋しかないのではないでしょうか。

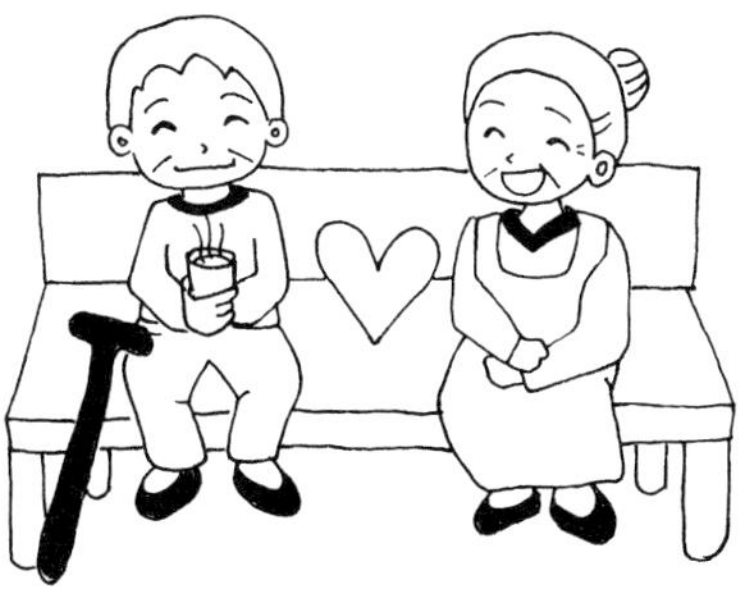

話を失語症に戻してみましょう。**言葉をつかいこなす脳神経システムが欠損したのだから、それをもう一度土台からつくり直していくという考えは無理でしょうか。**

もともと人間は脳神経細胞の僅かしか使っていないことが最近の研究でどんどんわかってきています。たとえ言語領域の神経細胞が傷害されても、どのように重症の失語症の方でも、これから働ける可能性がある、休んでいた神経細胞が十分残っているはずです。

全体構造法とは、人間の脳が自国語を習得していく自然な道筋を、その土台から順に、もう一度構築していこうとする考え方に立つ理論であり、その訓練法なのです。

話しことばから始める

それでは、言語獲得および言語発達の研究から、どのようなことが明確になっているのでしょうか。

こたえはひとつ、人間の脳は「話しことば」から習得が始まるということです。話しことばで自由にコミュニケーションができるようになって、その後に書きことばである文字言語の習得ができるのです。私達の脳は、本を読んだり書いたりというお勉強から自国語を習得するのではないことは明確な事実です。文字をもたない民族はあっても「話しことば」をもたない民族はいません。そのあたり前のことが、障害者や障害児の「言語治療」という場面で、頭のよい人たちのゴチャゴチャした議論の中で忘れられてしまったのです。「あ」という音をとらえたイメージ（文字のイメージではありません）が確実でないのに、文字「あ」を読まそうとすることの滑稽さをわかってください。

人間の言語獲得過程に自然であることをめざす全体構造法では、まず話しことばの習得から始めるのが原則です。たとえ、一音のおうむ返しもできないほど重度であっても同じです。話しことばが安定しない段階では文字はもっと安定しません。それでも中には苦しい訓練によって、漢字ならば多少は覚えられるかたもいらっしゃいます。漢字は象形文字ですから言葉より絵画のような図形、パターンとして覚えられるからです。でもだからといって、ことばの代わりに漢字だけで十分コミュニケーション生活ができるようになることは決してできません。音習得の土台がないままでは、図形（漢字）の暗記には限度があります。名前や住所など身辺な事柄が、労苦の末やっと覚えられるだけです。ましてやことばと同じ程度のコミュニケーションや考えを組み立てることは不可能です。

人間の言語獲得過程に自然であることをめざす全体構造法では、まず話しことばの習得から始めるのが原則です。

話しことばについて考えてみる

まず、「話しことば」とはいったい何かについて考えてみましょう。

話しことばの物理的実体は空気の波動です。誰かから発せられたエネルギーが空気を動かしたものです。「ことばなんて失語症になるまでは、空気のようにあってあた

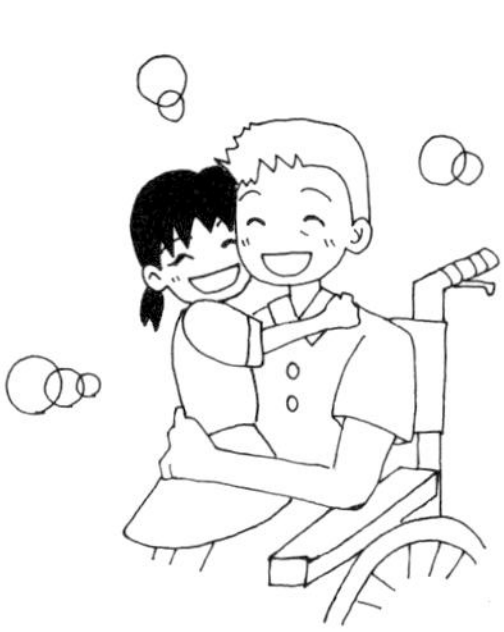

りまえだったのに」とおっしゃった家族がいらっしゃいましたが、ほんとうに「空気の動き」なのです。そしてその空気の動きは瞬間に消えて失くなってしまうものです。話しことばとは空気波動運動なのです。ですから物理的には、話しことばと自然界の他の音とは本質的な違いはないことになります。

それでは自然界の他の音と人間のことば音との違いは何なのでしょうか。

ドアを閉めると音がします。その音の実体は単なる物理音です。ところが「ドーンと音がした」ととらえられた「ドーン」はことばになります。波動運動のどこをとらえるか、聞いた人のとらえ方が話しことばなのです。カッコウの物理的音声は同じなのに、日本人は「カッコウ」と聞きとらえ、英米人は「cuckoo クックー」、スペイン人は「cuchillo クチリョ」、ロシア人は「kukushka ククシュカ」とことばにしてとらえているわけです。

日本語を母語とする私たちは、空気の波動運動から日本語にとって必要な部分をとらえているのです。言語学者であるヤコブソン（＊）は「聴けなければ話せない」といいました。この「聴く」は「耳が聞こえる」ことではありません。物理的な波動運動全体から話しことばとしての必要な部分をとらえられないと、それを話すこともできないということです。

＊R・ヤコブソン…ロシア人の言語学者。言語学者、詩学、芸術などの分野における構造分析を開拓・発展させた。（1886〜1982）

「それはおかしい。何も聴いてわからない赤ちゃんもアブアブと喋っているじゃないか」と疑問に思われるかもしれませんが、ここでいう喋る（話す）とは意志をもって喋る（話す）意味です。赤ちゃんは、決して「ア」と「ブ」を言おうとして言っているのではありません。呼吸のついでに口腔器官を動かしたら自然にその物理音が出ただけです。これはことばではありません。

失語症の人も何かの拍子に、今までできなかったことばが「言えたり、理解できる」ことがあります。でもできたと思い、もう一回言ってもらいたい、理解してもらいたいときと思ってもそれができない。必要なときにできない。言おう、理解しようという意思のときには言えない。それが失語症なのです。意思して望むときに使えなければ話しことばではありません。

繰り返しますと、空気の波動運動からどこを、何を選んでことばとしてとらえていくか、それをとらえる「形式や構造」を知っていることが話しことばの土台なのです。一般には、話しことばというと表現された部分のみと勘違いされていますが本来は、「形式や構造」を知ってことばとしてとらえ、聞くことができて初めて、話しことばなのです。

ずいぶんクドクド書きましたが、**全体構造法で話しことばとは、「とらえること、すなわち聞くこと」と「話すこと」の両方を意味して使います。**この本の中で「話しことば」という用語は、すべてこの二つの意味を含んで使われていると思ってください。

重要なのは、それをとらえる「形式や構造」であって、外の物理的存在をうんぬんすることではないのです。失語症の方も、病前と本質的には同じ波動運動を耳に入れ脳に送っているのです。ただ、**波動運動をとらえる形式や構造を失っているから失語**

症なのです。

話しことばとは何かを、波動運動をとらえる形式・構造で考える

次にこんどは話しことばとは何かを物理的ではなく、運動をとらえる形式や構造で考えていきましょう。言い換えると、とらえたことばの姿で考えてみます。

言語学や失語症学研究では、音と単語、そして文法規則で作られた文、この三つが重要視されています。ところが、話しことばは決してこれだけでできているのではありません。

話しことばにはこれ以外に、抑揚やリズム、気持ちや情感および場面や状況も含まれています。この抑揚やリズム、気持ち、情感、場面、状況のことを言語学外要素、または超文節的要素、**プロソディ**といいます。実は、この言語学外要素すなわちプロソディがなければコミュニケーションは成り立たないのです。

同じ「お母さん」という一つの単語も、その抑揚や状況つまりプロソディによって、さまざまに異なる内容がコミュニケートされます。たとえば、遠くに見えた姿に「おかーさーん」と呼びかけの抑揚で言えば、「(ボクは) ここにいるよ」と伝えることになります。後ろから肩をたたいて「お母さん」と軽く言えば、「ただいま」です。お喋りの途中をさえぎって「お母さん!」と強く言えば、「黙って!」が伝わります。単なる「お・か・あ・さ・ん」は音と単語にすぎません。このようにプロソディを伴って言われて、初めて人間のことばコミュニケーションが成り立っているのです。

263-00729

ですからこれらのプロソディを欠いたとしたら話しことばとはいえないのです。

全体構造法はすべて、人間に自然な在りようの回復をめざすので、これらプロソディも含んだ全体、あるがままの本来の姿のままの話しことばを考えていきます。単語や音だけをお勉強して自国語を覚えてきた人間はいないからです。

人間の脳神経は生きてきた時間経過のなかで自然淘汰され、もっとも適した、もっともやりやすい形で自国語の話しことばを習得してきているのです。ですから世界中の人間がじつは、自国語を習得していくのに何が自然かを示してくれています。人間は音、単語、文法とプロソディからなる話しことば全体を聞きながら自国語をとらえてきたのです。これが人間にとって自国語を習得する一番の近道であることを忘れないでおきましょう。

ここでもう一度、全体構造法の対象とする話しことばとは何かをまとめてみましょう。

この本の中で使われる「話しことば」とは、次のような内容をもって使っています。

話しことばとはプロソディを含んだ全体であり、物理的には波動運動体です。話しことばとはこの全体波動運動体から形式や構造をとらえること、「聞くこと」と「話すこと」です。

●話しことばの習得のスタートは何か

それではいよいよ、このような波動運動から形式や構造をとらえること、つまり話しことばの習得については、どのようなことがわかっているかみていきましょう。

ヴィゴツキー(*)を始めとする言語発達研究では、「こどものことばは、大人のことばの量の少なさではない。大人のことばとは質的に独自のものである」ことが示されています。言い換えるなら、単に音、単語の数の少なさがことば習得の初期～中期段階ではないのです。すなわち、ことば習得のスタート段階は大人が使うことばとは、質的にまったく違うプロセスを踏んで進められているのです。ヴィゴツキーも、人間のことばの習得は長く複雑なプロセスであると言っています。

脳神経が話しことばをとらえていく、習得していくプロセスの最初の段階はいったい何でしょうか。音の区別ではありません。ましてや発音される口の形でも決してありません。人間は、すでに胎内で羊水から伝わってくるお母さんの話しことばである母国語を聞いているという研究もありますが、羊水から伝わってくるのはことばのプロソディ部分です。また、生まれてからも最初に習得していくことば要素もこのプロソディ部分だそうです。

①まずプロソディ部分、すなわち声の高さや抑揚やリズムや気持ちなどが、ことばとしてとらえられ、構造化されるのです。そしてプロソディをとらえられるようになって自分もそれを使い始めます。まだ「あ」も「う」も聞き分けられなくても、「あうー（気持ち悪い）」「あうー（だっこして）」「あうー（ここにいて）」「あう（いい気持ち）」とコミュニケートは始められていきます。

②そして次の段階で、このプロソディに依存しながら、プロソディに近い音からとら

*ヴィゴツキー…ロシアの発達心理学者。児童の言語・思考の発達に関する研究を先駆的に行った。（1896～1034）

263-00729

えられるようになります。叫びや呼びかけからです。

③やがてとらえられた音からなる短い単語をいくつかとらえた後には、言いたい気持ち全体を表現できるようになります。「ママッ（すぐ来て）」「マーマー（どこにいるの）」「ママ？（そこにいる？）」「ママー（おなかすいた）」です。習得のこの段階の「ママ」は、辞書に書いてある大人の「ママ」とは比べられない、気持ち要求全体を伝える内容なのです。

子どものことばは一語文から始まる、ということはすべての人が知っています。ところが、この一語文とは、単に一つの単語の不完全な習得のことではないのです。子どもの一語文は、すでに前段階で習得したプロソディの土台の上で、気持ち全体を発している完全文なのです。そしてもっと詳しく伝えたい要求の葛藤のなかから、しだいに長い文へと習得が進められていくのです。

ここで重要なことは、この習得段階のどの段階にあっても、その段階に習得したことばで気持ちや要求全体をコミュニケートしていることです。プロソディだけ、一語文だけの段階は、大人の何パーセントしか伝えていないのではありません。プロソディだけ、一語文だけで言いたいこと全部をコミュニケートしているのです。

話しことばの習得、つまり脳における波動運動のとらえかたである組織・構造化は、まず全体のプロソディ、次に叫び声や呼びかけ、一語文、複数語文に進みます。

そしてどの習得段階でも、プロソディという土台の力で完全なコミュニケーション全体であるのです。

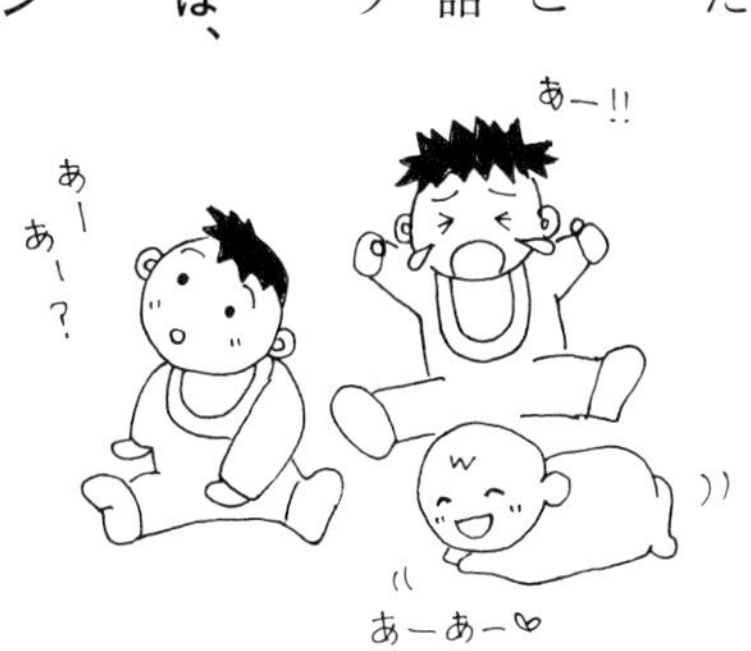

話しことば波動の何をとらえ構造化するか

ところで、話しことば波動運動について、人間はプロソディから順に、どのような要素を習得できるようになるのでしょうか。この面の卓越した研究者であるグベリナ(*)は、次のような要素が重要であることを解明しました。

それは、抑揚やリズム、自分感覚、空間や時間の運動感覚、情動、伝達内容に対する気持ち、緊張性、強さ、周波数です。

これらは人間がとらえることができる要素であって、数値で測れる絶対的な時間や強さのことではありません。物理的に同じ長さの時間の音でも、その前後や空間の中の自分との関係によって違ってくるものです。さらに、これらは運動体をとらえる要素ですから、固定して止まったものではなく常に動き変化する要素です。

たとえば、「あーー」は、「あ、あーー」のときには長い時間ととらえます。またとらえようとする人が疲れているときと好意的・意欲的なときでは、「あーー」が長々言われたか短いかの時間感覚が変わってしまいます。

「あーー、あーーーーー」では「あーー」部分は短いととらえます。

ことばは、このようにとらえる人の自分感覚の発展も要素として重要なのです。自分なんてどんな動物でも感じていると思われるかもしれませんが、自分を認識できるのは人間とチンパンジーのみだそうです。脳では一般に、前頭葉／前頭連合野とよばれるところが役立っているといわれています。この前頭葉／前頭連合野は生まれつき

＊ペタル・グベリナ…現クロチア・旧ユーゴスラビアの言語学者。話しことばの発達における聞き取りの重要性からヴェルボトナル法をまとめた本全体構造の柱の一つでもある。（1913〜2005）

263-00729

完成しているのではなく、発達過程において相当長い年月（7〜12歳頃）をかけて複雑化し成熟していきます（ルリア（＊）1978）。

重複障害研究の第一人者である中島昭美氏（＊）は、次のように教えてくださいました。「子どもは、最初に（母親などによって）体の軸を接近させてもらい、それから自分の口をぐっと食べ物（乳首）に近づける。つまり主軸が動いて、そのあとで自分の口を近づける。やがて手で自分の口にもっていけるようになる。すなわち軸を動かさないで外界を自分の方へ近づけることができる。そうすると何がおこるかというと、自分と外界との空間が認識でき始める」。自分感覚が発展しなければ、自分との関係である時間や空間や運動などの要素はとらえられない。またこれらの要素の発達が自分感覚をさらに発展させられるのです。人間の自分感覚は、運動や時間や空間の要素をとらえることの発展とともに複雑に高められていくのです。

繰り返しますが、抑揚やリズム、自己感覚、空間や時間の運動感覚、情動、伝達内容に対する気持ち、緊張性、強さ、周波数、これらの要素をとらえていく構造の精密化が、ことばの習得の発展なのです。

注意していただきたいのは、これらの要素を単純に合計すれば、話しことばをとらえられていくということではありません。あくまでとらえるのは、ひとつの波動運動体です。その波動運動体の何をどうとらえるかを要素的にみると、周波数の側面からはこう、運動の強さの面からはこう、自分とのかかわり方からはこう…ということです。どの要素も同じひとつの話しことば運動をとらえる見方です。ですからそれらの

＊アレクサンドル・ルリア…ロシアの神経心理学者。音・色・形などの総体が記憶の背景をつくっているとする「共感覚論」などを提唱した。（1902〜1977）

＊中島昭美…重複障害児・者の教育と実践における日本の第一人者。人間行動の本質的理解に基いた働きかけこそが、すべての教育の基礎であることを明らかにした。（1927〜1999）

263-00729

要素のうち、どれかひとつのとらえた形式が変われば、他のとらえた要素も変わり、その話しことば全体が違うものとなってとらえられてしまいます。

たとえば、「いーか?」と尋ねたことば全体は、抑揚面は後が上がっているととらえられます。返答を求めているので、強さと緊張の要素は高くとらえられます。時間は問いかけですから普通のことばより長く、周波数要素は「い」の母音と「か」の母音部分が明確となります。したがって自分感覚も十分にとらえられます。ここで、抑揚の要素だけをちょっと変えてみます。そうするとあきらめ口調の「いーか」になり、周強さと緊張性の要素は一挙になくなります。時間は短くとらえられるようになり、周波数的には最後の「か」の母音部分が少なくなり、そして自分感覚の要素も少ないととらえられます。

また別に、「いーか?」を「えーか?」ととらえてしまう場合の、「い」と「え」の音の習得について考えてみましょう。何がまだはっきり、とらえられていないのでしょうか。各音の要素のとらえる構造化の違いは後で説明しますが、「い」と「え」の要素で明確に異なるのは、緊張の高さと鋭さです。「い」も「え」も、どちらも緊張と鋭さがあるととらえられる音です。ですから、緩やかさと対照的に緊張と鋭さがとらえられた段階では、この二つの音は同じに構造化され差がありません。失語症の方に「いーか?」と繰り返してもらったとき、「いーか?」と正しく真似でき、「できたじゃない。もう一回言って」もらうと「えーか?」となってしまう。何回繰り返しても「いーか?」になったり「えーか?」になってしまう。このとき、失語症の方は正直に、音の緊張と鋭さはとらえて構造化していると示してくれているのです。要素をとらえる精密化が進められ、「い」と「え」間にある緊張と鋭さの細かい差までとらえられるようになって、初めていつも「いーか?」と言えるのです。

プロソディから始まる話しことばをとらえていくための要素は、抑揚やリズム、自己感覚、空間や時間の運動感覚、情動、伝達内容に対する気持ち、緊張性、強さ、周波数です。

とらえ構造化は、人間の知覚の性質に従って進む

何をとらえるかはわかってもらえましたか? 抑揚やリズム、自己感覚、空間や時間の運動感覚、情動、伝達内容に対する気持ち、緊張性、強さ、周波数でした。

そこで次に、どうすればこれらの要素をとらえられるかについて説明します。先に述べたように、ことばの要素をとらえる順序は、概括的な全体から段階的に精密に細かくなっていきます。細かい細部までとらえ構造化を促進させる、すなわち習得段階を進めるにはどうしたらいいでしょうか。じつは私たちみんなが、子どものときに無意識で、とらえ構造化を行ってきたのです。それぞれのことばの要素は、子どもが自分の五感でとらえることができているのです。人間にそなわっている感覚・知覚の性質にのっとって自然になされているのです。

さて人間の知覚には、次のような性質があることが判明しています。

①一つは何回もいっていますが、細かい部分からではなく、全体や特徴的なことから

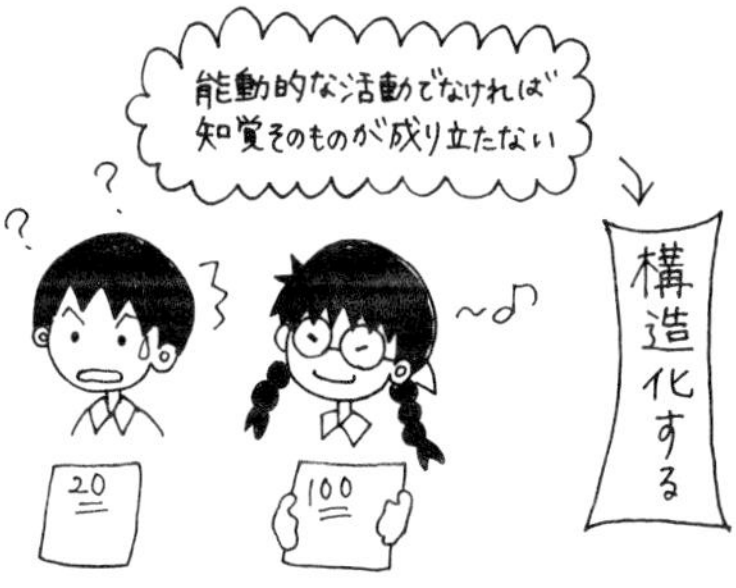
能動的な活動でなければ
知覚そのものが成り立たない
構造化する
20
100

始まることです。

音楽の知覚も全体のメロディをとらえることが最初です。第一番目の音から次の音と部分を順にとらえていって、最後にメロディをとらえるのではないことは誰でもわかっています。これが人間の知覚です。視知覚でも、物体を見てまず「箱がある」をとらえるわけで、縦の線、横の線、奥行きと順にとらえて最後に「ああ、ここに箱があった」と知覚している人間はいません。

これは非常に重要なことなのに、この人間の知覚の性質をまったくかえりみず、いきなり「一音から50音」「一単語」の問題からやりだしても、役に立ててもらえないのです。話しことばは、全体であるプロソディからとらえて発話できることが、以後のことば習得の土台となります。

②知覚の性質の二つ目は、多量にあっては気づかず、際立っていたり、わざと隠してあるもののほうがよくとらえられるという性質です。

空気に満たされていることはなかなかとらえることが難しいですが、高山に登って少なくなると「ああ空気があったんだ」とわかるのですね。ことばも失語症になったからこそその重要性が知覚できたわけです。ネオンが点滅するのも、信号音がピーではなくピッ・ピッ・ピッと継続するのも、とらえて欲しいためこの人間の知覚の性質を利用しているのです。ですから、ことばの練習で新しい要素をとらえてもらいたいときは、それをガンガン与えるより、できるだけ際立たせて、時にはちょっと隠して提供するほうが効果的なのです。

③最後にもっとも重要な性質。とらえるということは本人が自ら行う性質のものであることです。他人がとらえたものを自分も知覚することはできないのです。「悲しい」ととらえるのは自分であり、他人が苦しんでいても、ましてや「悲しいととらえるべきことです」と教えられても、本当に実感して悲しいなととらえることとは別です。いくら気づいてほしいと願っても、教えても、気づくのは本人が自発的にそうとらえなければなりません。人間は自ら自発的に知覚するのです。ですから、他人から「ここが大事だからこうとらえなさい」と指導されても、それは反射を繰り返すように留めるだけです。決して実感でとらえたことにはなりません。

日本人は英語の「r」と「l」の音の区別がとらえられにくいそうです。教師や本で「r」は巻き舌から出された音、「l」は歯列に舌をおいて出された音と教えられても、ほんとうに使われているコミュニケーション場面でその音の違いをとらえることはできません。「r」と「l」のあり方の違いを自ら実感してとらえられてこそ、聞き分けられコミュニケート場面で使えるのです。

以上の知覚の性質は、人間に自然である全体構造法の手段すべてに活用される重要な要点ですから、再度まとめてみます。

知覚の性質

すでにみてきたように、私たちの知覚の性質は次の3つです。

①全体や特徴的なことから始まり、段階的に細部も精密化していく性質
②多量にあるより、際立っていたり、わざと隠してあるものの方がよくとらえられる性質
③本人が自ら自発的に行わないと成りたたない性質。自覚できるのはある（一個の）現象である

知覚の性質がわかると、人間はどのようにことばをとらえ構造化していくことができるかがわかります。

ことばをとらえていく過程を知覚の性質の観点からみてみると、次のようになります。

①ことばの全体であるプロソディからとらえていく。それから段階的に内部の細部がとらえられていく。
②プロソディでまとめられたことば全体から、それを構成する細部を順にとらえられるよう習得を進めるためには、必要な要素を際立たせたり、時に隠したりするほうが効果的である。
③「あっ！」と本人が自ら自覚して新しい段階をとらえていく。

全体構造法は、この人間の知覚の性質に従って訓練を進めていきます。先にも述べ

ましたが、全体構造法はことばを教えるのではありません。人間の脳神経が自国語をとらえる自然なプロセスを間違わずに、一歩一歩追っていくだけです。

失語症の方や障害のある児にとって、ことば発達のための期間や環境は、健康な乳児のように十分なものではありません。十分に長い期間も心地よい環境も整えられていません。もっとも期間や環境が整えられたとしても障害がありますから、溢れんばかりに豊富なことばの物理的な情報から何をとらえていってよいかわかりません。さらに、これまでことばをとらえることに働いていなかった脳神経も巻き込んで活性化させていかなくてはなりません。ですから、できるだけ短時間にしかも効率的にとらえていけるような援助が必要です。

援助とは、①科学的研究から判明された、ことば習得の要を十分にふまえること、②失語症のタイプによって異なる必要な、とらえるべき要素を示すこと、③それをどうすれば自らとらえられるかを考慮した設定で提供すること…これが全体構造法の訓練です。

全体構造法は、人間が話しことばをとらえていく形式や構造のダイナミック性を認識した方法です。すなわち、失語症者のことばの再獲得も、人間の知覚構造化の連続と同じであるとの考えに立脚した方法です。ですから、教えたり覚えさせたりすることはしません。

自国語をとらえて習得していくプロセスの科学的に判明された要を、知覚の性質を考慮し効率的に設定します。そして、失語症者が自らとらえていけるよう目指してい

きます。

全体構造法の手段

ここまで随分ながながと、失語症訓練における全体構造法の考え方を述べてきました。いよいよ実際の臨床について説明していきます。

本法で組み立てた手段は、言語関連研究から解明された自然な言語習得の事実にそって、主に次のようなやりかたを用います。

それは、

①話しことばは運動体であり、運動は運動でしか本質をとらえられない。どんどん運動でとらえてもらうこと

②練習に使うことば教材は、十分なプロソディを含んだ自然な話しことばを準備すること

③ことばをとらえ構造化を進めるのに必要な要素を、練習教材にも運動にも、できるだけ際立たせて埋め込むこと。さらに脳が自発的にとらえやすいよう工夫すること

です。

この具体的な説明は、次章で詳しく説明していきます。

でも具体的手段の説明に入る前に、もう一度ていねいに言っておかなくてはならないことがあります。

話を戻しますが、「土台から再構築する」という本法の原則についてです。以前に

263-00729

「軽い失語症で土台が残っている失語症者も土台からやりなおすのですか？」という質問をうけたことがあります。これは、私の説明不足が原因です。すべての失語症者が文字どおり同じ一つの土台から始めるという意味ではありません。ご存知のように、失語症は傷害された脳の場所や大きさなどによって、タイプや重症度合が一人ひとり違います。まったく話せない人も多弁な人も、軽い人も重い人もいらっしゃいます。失語症者それぞれが、症状の核となる障害が異なるのです。この違いによって失語症のタイプが判断されますが、この核となっている障害の段階、そこを土台としてスタートするという意味です。

強制しても失語症は改善しません。一日8時間、8年間も同じ言葉を練習するドリルを続けながら、まだ覚えられない失語症の方がいらっしゃいました。ドリルはその方の障害点を扱う問題でありながら、実際の訓練はその方のことばをとらえる土台から順に行われていなかったからです。

この方は8年後から全体構造法を受けられ、6カ月で社会復帰されましたが、ドリルなどまったく必要ありませんでした．

どの段階にある失語症者にも、健常者のとらえる言語を教えればよいというのは、どの発達段階の子供にも大学教育を行えば教育期間が短くてすむというメチャクチャな理論と同じです。うけとる側の段階にあった指導しか意味がないのは、ことばをとらえる構造化に関しても同じなのです。

ですから練習は、その失語症者の内面でことばをとらえ構造化しているその段階か

263-00729

ら始めていきます。

それでは、失語症者が内面でことばをとらえている段階は、どうしたらみつけられるのでしょうか。それを私達に示してくれているのが失語症者のことばの反応です。

これまで失語症者のことばは、その欠陥面だけが掘り起こされ問題視されつづけてきました。失語症者がいかに正直なことばを使い、優れた自発者であるかということが完全に忘れられてきたのです。失語症者のことばは、その人がそうとらえている、正直に自発的に自分の段階を明らかにしてくれる、それしかない貴重な反応なのです。たとえ健常者からみて誤っていても、その症状はそのままその人がとらえて実感していることばだからです。

全体構造法は患者中心主義ということばを使いますが、失語症の方が自分で生でとらえている言語の源泉を否定せず、むしろそこをもっとも大切に重視して練習するという意味です。その方が自覚し体験している、ことば障害の核心となる問題とその段階を知るために、言語聴覚士には正確なタイプ鑑別・評価という専門家としての力と誠実さが要求されます。いくら全体構造法の各手段を使っても、評価が間違っていたら土台となる段階や方向がずれてしまいます。それは結局、本法の手段を用いながら、全体構造法ではない訓練をやっているだけです。

全体構造法の訓練は、ぼんやり見ているとそこに機能しているものが見過ごされてしまいがちです。人間の脳神経がことばを習得していくプロセスを、あくまでも自然に追っているからです。けれども、単純に自然であるのではありません。その自然さにことばをとらえ構造化していくプロセスの科学的要点が、効率よく埋められて提供されているのです。本法を選んだ言語聴覚士は、正確な評価のため膨大な失語症研究と観察力向上の努力を強いられますが、わくわくすることば構造化の発展に遭遇できるのです。

STからのメッセージ

先生！　お父さんが「枕」って言ったよ

私は長い間、絵カードを使って患者さんに、名前を言っていただいたり、私が言う単語を聞き取って指さしていただく方法や、文字や絵を使ってコミュニケーションをとろうという訓練を行なっていました。絵カードで何度も何度も練習しても訓練の効果がなく、患者さんも自発的にことばを話すことができず、お互いにイライラすることもあったのですが、学生のころ学んだ訓練の方法から抜け出すことはできませんでした。また「患者さんは脳に障害があるから、治りにくい」と学校で教えられていましたので、そのことが私の訓練の成果が上がらないことに対する逃げる理由となっていました。

１９９８年に開催された全体構造法の研修会に参加して、患者さんはこんなに治っていく力があるのだということを教えていただきました。これまで私が行なってきた訓練法では患者さんは治っていくことはできないんだ…と〝目からうろこ〟の状態でした。「こんな訓練をやってみたい！」と早速、講習会を何度か受け、みようみまねで「全体構造法もどき」を始めましたが、最初からうまくいくはずはありませんでした。

そんなとき、これまで絵カードで訓練を行なってきた患者さんに「となえうた」を使う機会がやってきました。まったく初めての経験でしたのでどうなることかと冷や汗をかきながらの訓練でしたが、随分たったあるときその方の奥様から「先生！　お父さんが『枕！』って言ったよ」というお話しを伺いました。

詳しく聞いてみると「昼寝をするから枕をとってほしい」といった状況のときに自然にそのことばが出たということでした。「枕」という単語は絵カードでの訓練では頻繁に使っていたものですが、何度やっても患者さんのことばとして聞くことができませんでしたから、奥様より私のほうが「えー！　ほんと？」と信じられないと同時に嬉しさで一杯になりました。

　このことばはそれ以降も必要なときにはしばしば発せられていたとのことです。その後は体調を崩され訓練は中止となりましたが、この患者さんを通し、「患者さんに最も適した言語刺激を与えることができれば、患者さんは自分の力で治っていくことができるんだ！」と言語訓練のあり方、プロのSTとして訓練に対する姿勢を改めて考えさせられました。

　患者さんの障害にではなく、全体として人間としてその方をみていくといった全体構造法の考え方は、STにとって苦しいことが多いのですが、なによりも「患者さんがよくなっていく＝ことばが自然に獲得される」ことが励みとなっています。

　まだまだ未熟ですが、全体構造法での訓練を受けたいといろんな方から言っていただけるように私自身を鍛えていかなければと思っています。

（前川　ヤス子）

全体構造法と出会って、この仕事を続けることができた

言語聴覚士（ST）の養成校では、「失語症の回復には限界があり、もうこれ以上回復しない壁がある。それ以後の慢性期には、失語症をかかえたまま社会参加できるように援助する」と習いました。その後実際に病院で働くようになって、慢性期失語症、すなわちもう回復しないと習った状態にあるたくさんの方に訓練をしなければならない状況に直面しました。「もう回復しません」とはなかなか言えず、かといって、その訓練によっては改善できない状態

が強調されてしまって苦しく、「苦しい訓練であっても、それによって治るのならいくらでもやるけれど、そうではない以上虐待しているのと同じ」と悶々と悩む日々が続きました。また、検査のときに苦しそうな表情を見せる方に「訓練になったら楽になりますから検査はもうちょっと頑張りましょう」と言うものの、訓練も同じことをやっているにすぎないことにも気づきました。この仕事はただの自己満足に過ぎないのか、いや言いたいのに伝えられないことを聞き出してあげるだけでも役に立てるのならそれでいいのでは、と理想と現実のギャップの中で仕事そのものに魅力を見出せなくなり、自分の立つ位置を捜しあぐねていました。

その一方で、その頃私は慢性の全身アトピーを抱えて苦しんでいたのですが、ドクターショッピング8軒目にしてある名医に治してもらえたという経験をしました。普通の医師は痒みに対して痒み止めを処方します。それに対し、この名医は痒みがなぜ起こるのかを考え、その原因を攻めるのです。根本原因へアプローチすることの素晴らしさを身をもって知った私は、全体構造法の話を聞いて「これだ！」と思いました。「物の名前が出てこない」状態に対して物の名前を言う練習をするのではなく、なぜそうなってしまうかを見極め、その原因そのものにアプローチできるのが全体構造法だとわかったからです。

全体構造法の解説書を開くと「本法にはプラトー（壁）はありません」という文字が目に飛び込んできました。慢性期でも、もし失語症が治っていかなかったら、全体構造法では言語聴覚士側の問題とされるのです。自分が学びさえすれば失語症が治るのだと知り、もう患者さんを無意味に苦しめることはしなくて済むことに安心して、この職業を辞めるのを止めました。

おそるおそる全体構造法を導入すると、訓練中にも患者さんの顔が上がり、目が合い、生き生きとした表情になりました。訓練中は仏頂面をするしかなかった私も、素直に一緒に笑ったり悔しがったりできるようになりました。そして、「なぜできるようになってくれないの？」と思うのではなく「どうしたらわかってもらえるのだろう？　足りないものは何だろう？」と考えるようになり、患者さんの反応や感想にも耳を傾けるようになりました。

263-00729

私がこの仕事を続ける限り、全体構造法から離れることはありません。患者さんからも諸先生方からも教わりながら、精進していきたいと思っています。

（岩田　綾由美）

全体構造法を知って、出会って

全体構造法を行う病院へ実習が決まったとき、級友らにからかわれたことをよく覚えています。私たち学生の間では、「全体構造法はおかしな訓練法」、そして「なんか怪しい」というのが常識でしたし、教員らも「これは変わった方法だから。一部の人がやるものです」と授業で詳しく取りあげることはありませんでした。このとき私たちは全体構造法（という名前）を知っているに過ぎなかったのです。

その当時、学校で教わった訓練法というのは、名前ややり方は少し違っていても、結局は検査においてできなかった課題を繰り返し練習させるといったものでした。例えば、呼称ができなければ呼称を、復唱ができなければ復唱の練習をする、といったように。

私自身、教科書に書かれているそうした練習法について、一旦は納得するものの、どこか違和感がありました。「これで本当によくなるの？」そんな疑問をもちはじめると、今度は「失語症は治らない」ということを教えられるのです。治らない訓練法をなぜ学ぶのか、なぜ患者さんにそんな訓練を押しつけ続けるのか。STになる自信をなくしていたとき、全体構造法に出会うことができました。

幸運にも、実習前に全体構造法の初級講習会を受講できることになったのです。初めは、どんな変な話が始まるのかと心配していましたが、話を聞いていくうちに肩の力が抜けていきました。ヒトの自然な発達過程に沿いながら考えられた全体構造法を、とても自然で素直に受け入れることができたのです。そして、その後の実習で、実際に患者さんが変わっていくところを目の当たりにし、全体構造法との出会いが確実なものとなりました。

全体構造法を「知っている」だけでは、「身体リズム運動」や「となえうた」は、踊りのように見えるかもしれませんし、誰にでも簡単に作れると思うかもしれません。果ては、「怪しい」と感じるかもしれません。しかし、一度全体構造法に「出会った」なら、「身体リズム運動」や「となえうた」をまったく違うものとして見られるはずです。全体構造法を「怪しい」という人がいると、「この人は全体構造法と〝出会って〟ないな」などとつい心の中で思ってしまいます。

現在、私はＳＴとして三年目を迎えようとしています。経験も浅く、失敗してはその度に患者様に教えられながら日々の臨床を行っています。そして、学生時代に全体構造法に出会えて本当によかったと思っています。

最後に。身体を使った表現に慣れていない私たち日本人には、身体を使うこと自体珍しく、抵抗があるのかもしれません。患者さんやそのご家族にとっても、はじめは驚かれるかとも思います。ですが、先入観に惑わされず、一緒に訓練を盛り立てていただけたらこんなにうれしいことはありません。全体構造法を「知っている」だけではなく、是非「出会って」いただけたらと思います。（藤川　幸子）

最近気づいた大切なこと

私が全体構造法に出会ったのは学生時代で、実習においてでした。実際に失語症を克服された方々とお話しする機会があり、失語症の訓練としてこれ以上の方法はないと実感し、のめり込んだのです。そのときから私の、つらいけれどもやりがいのある全体構造法の道が始まりました。

全体構造法を実践してゆくということはすなわち、自分の構造化を進めることと同じだと考えています。全体構造法では目の前の失語症者の反応から洞察し瞬時に次の必要な刺激を呈示してゆきます。私の勉強不足によりなかなか構造化が得られず試行錯誤をしながら苦しみぬいて、ある時ふと構造化が進んだとき、失語症者に笑顔が浮かび、同時に私も暗いトンネルから抜け出たような感覚を得ます。その瞬間があるからこそ私は全体構造法を進めていけるのだと思います。

私は臨床に携わってまだ日が浅いのですが、その中で出会った失語症者の方で、特に忘れられない方がいらっしゃいます。

重度の方でなかなか思いどおりに言葉が出なかったのですが、ご家族ともども全体構造法の価値を認めてくださり、遠方まで訓練に足を運んでくださっていました。しかしあるときから訓練を休みがちになり心配していましたが、突然、奥様から電話があり臨終が近い旨を知らされました。夕方仕事を終え駆けつけると、もう意識はなく私はただ声をかけるしかできませんでした。それがお別れとなり、結局、言語能力としては重度のまま見送ることとなってしまいました。全体構造法で訓練を進めると「プラトーがない」ということは実感し、また改善が停滞した場合は自分の能力不足に原因をおいて訓練をすすめていましたが、訓練には期限があるという当たり前のことを、この失語症者の方が身をもって教えてくださった気がします。

それまで私は全体構造法を進め改善を目指すことだけに満足してしまっており、「より早く」という課題への追求が不足していました。能力不足もありなかなか訓練技術は向上しませんが、このお別れ以降、訓練について悩み困ったときは、その方のお顔を思い出して励みとしています。STを続ける限り私の全体構造法の道は続きますが、今後も失語症者の方々の構造化をできるだけ早く進められるように、悩みながら考えながら訓練を行ってゆきたいと思います。

（不破本　純子）

ST20年目にして全体構造法に出会う

私の職場は障害福祉センターという、公の機関です。ことばの問題で様々な方が相談に来られます。この職場で20年余りSTとして仕事をしてきた1998年3月、初めて全体構造法の研修を受けました。その日のことは今でも鮮明に覚えています。

その頃出会っていた一人の中学生の訓練に必要なのはまさにこの考え方なのだと気づかされました。養護学級に通っている知的障害を伴う自閉症の方でした。文字はパターンで覚えていて書くのが大好きでした。ことばはバ（バナナ）、ド（ドライブ）、で（でんわ）など数語だけで、50音の中では母音と限られた子音だけが言えました。彼はことばの基礎である日本語のリズムやイントネーションなど、日本語らしい流れが聞き取れないのではないかと気づきました。ヘッドホーンやマイクを使って、ことばの中の低い音だけを聞いてもらったり、身体の動きを使ったりして話しことばを何度も何度も聞いてもらいました。そして一緒に声を出したり、ことばを話したりしました。少しずつですが、話しことばでのやりとりを楽しんでいます。

また、ことばの獲得が遅い2、3歳からの幼児期のお子さんのグループ訓練では基本的な考え方は同じだと思ったのですが、そのうえで何かもっと必要な訓練を考えなければならないのではないかと気づかされました。

子どもがことばを獲得するには何が必要かを考え、お母さんが抱っこして、子どもの反応に対応しながらあやしたり話しかけたりする、そんなやりとりを楽しく展開できるようにするための体験の積み重ねをしていましたが、それでもなかなかことばを獲得できない子ども達がいました。このグループ訓練では一つ一つの遊びの内容を検討し、新しい遊びを加えました。ことばを聞き取るために親子で身体を動かしながら声を出したり、子どもがことばに耳を傾けたり、ことばが自然に出るような遊びを増やしたりしました。

263-00729

そして、失語症の場合ですが、「発病から何年も経っているけれど名前も言えないので…」と来られる方がいます。頷いたり、手を振ったりとイエス・ノーでは答えてくださいますが、ことばは出ません。声さえも出ません。コミュニケーションカードを持ってはいるのですが自分からは使いません。

話しことばのための訓練を始めました。身体の動きに合わせて声を出したり、言えるようになった音を使ったことばでやりとりをしています。まだまだ、挨拶や簡単な受け答えだけですが、声を出そう、ことばで言おうとしています。

全体構造法と出会ったことで私が気づかされたこと、ことばの問題でお会いする一人ひとりの方から教えていただいたこと、それはＳＴである私の中の大切な大切なものです。その方にとって今何が必要なのかを常に考え続けていけるＳＴでいたいと思っています。

（志賀　美代子）

263-00729

周囲が取り入れていない中、全体構造法を行ってみて

残念ながら、全体構造法はまだ全ての言語聴覚士（ＳＴ）に受け入れられた考え方ではありません。他のリハビリスタッフにとっても、「言語訓練」というと、絵カードを見て名前を言ったり、文字を書いたりするというイメージが強いようです。このような、いわゆる伝統的な方法で進められていて、全体構造法を取り入れたスタッフがいない場に新米のＳＴがやって来て、いきなり全体構造法でやっていくことは、ちょっとした勇気が必要でした。はじめは今よりも臨床全体に関する知識も足りず、自信がなかったというのも正直なところです。

それでも、全体構造法でやっていきたいという思いは消えませんでした。養成校時代の病院実習での経験から、全体構造法は、言語機能そのものを本当の意味で回復する可能性をもつと思ったからです。ただし、全体構造法の難し

いところは、自分は全体構造法のつもりでやっていても、それが患者さんにとって最適な刺激でなければ、全体構造法とはいえない場合もある、ということです。そこで、まずはとにかく正確な知識が必要だと思いました。

しばらく臨床経験も積み、試行錯誤でありながらも全体構造法での訓練をやるようになってからは、自分が知らず知らずのうちに誤った方向に進んでいるのではないか、ということがとても不安でした。患者さんが一番の先生であると頭ではわかっているものの、全体構造法に詳しいSTに相談できる機会が欲しいと思いました。幸いにも地区の研究会の仲間に入れてもらい、日々の疑問を少しでも解決したいと思い、その研究会に参加させていただいています。今ではその集まりを本当に待ち遠しく思っています。

担当した患者さんが、前の病院では違う訓練を毎日やってきた、ということもあります。そんなときは、患者さんに訓練をはじめる前に「『話す・聞く・書く・読む』のうちどの訓練を一番やりたいですか?」と聞いてみます(『』の部分は書いて示します)。すると、症状の如何に関わらず、9割の方が「話す」訓練をやりたいとおっしゃいます(残りの1割は、失読や失書のみ、孤立して目立つ方です)。たとえ、ある程度の発話は可能と思われる人でもです。全体構造法での訓練では、「話しことば」を重要視しているため、その言葉に、私はとても励まされます。

全体構造法を取り入れたスタッフが周りにいない状況にあるSTは、もちろん私だけではないと思います。私のような立場にあるSTが、患者さんご本人やご家族に「全体構造法でやってほしい」とおっしゃっていただけると、どんなに勇気が出るかわかりません。そうおっしゃっていただける患者さんやご家族のためにも、また「話す」ことを希望している患者さんのためにも、もっともっと全体構造法についての知識を深めていきたいと思います。

(木下　美緒)

263-00729

全体構造法を広めることの難しさ

学生時代、失語症については自然回復以外での改善はないと思っていました。そんな中、友人の紹介で本書の編者である道関先生にお会いし、全体構造法について伺う機会がありました。先生は、「臨床現場で働き始めて、失語症の訓練で困ったら、そのときに全体構造法を思い出してくれればいい」と私に言われたことを今でも強く覚えています。

現場で働き始めると失語症の患者さんを担当することが増えました。学校で習った方法で訓練をしても患者さんはなかなか改善せず、患者さんのみならずＳＴにとっても訓練は辛いものでした。その時、道関先生の言葉を思い出し、全体構造法を勉強し始めたのです。

全体構造法で訓練し始めて、発症後3年経過した患者さんから、初めて言葉が出たときには本当に嬉しく、これがＳＴの仕事なのだと実感しました。いま思えば、改善などと言えるレベルではなかったのですが、そのときが全体構造法を頑張って習得していこうと思った瞬間でした。

その頃の全体構造法は、ＳＴの中では少数派で、同僚にもそれだけに固まることは危険だと言われるほどでした。それでも私が全体構造法で訓練を行っていたので、同僚も徐々に興味をもち始め、初級講習会に参加してくれました。「全体構造法は失語症を改善する方法としては素晴らしい」と納得していましたが、「今までやってきた訓練方法から考え方を180度変えることはできない」と結局、同僚は全体構造法を始めることはありませんでした。確かに考え方を180度変えることは大変かもしれません。しかし実際に患者さんが改善する、よりよい方法だとわかればＳＴとして考え方を変えることはできると思います。

私は、どうすれば全体構造法を広めることができるのかと真剣に考え、道関先生にご相談したことがありました。先生は「個々のＳＴが訓練の中で壁にあたり、自分自身で心から失語症を改善したいと思うようなことがなければ、いくらすすめても訓練方法として全体構造法を取り入れようとはしないでしょう」と言われました。そのとき初めて、学生時代、道関先生が言われたことの意味を理解しました。

今の私にできることは全体構造法を広めることではなく、目前の患者さんに真剣に取り組み、失語症を改善することだけだと考えています。全体構造法は様々な理論に裏付けられており、勉強しなければならないことも沢山あります。また、患者さん一人ひとりを適切に評価し、その人に合った訓練を考えなければならないためマニュアルもありません。私も患者さんに合った訓練を行えているか悩む日々ですが、一人でも多くの患者さんの症状を改善することができるようにこれからも努力していきたいと思っています。

そして、より多くのSTが全体構造法を訓練方法として学び、一緒に成長しながら、多くの失語症の患者さんを改善していくことができればいいと切に願っています。


（田鎖　泰子）

全体構造法を行なうSTとしての意見

失語症の方の訓練を行う前に、ことばの状態を調べる検査をします。「物の名前が言えるか、おうむ返しに言えるか、漢字は書けるか」などいろいろあります。その結果は満点に対してどのくらいできなかったかという数値で出てきます。行なった検査すべての結果を数値に直して線で結ぶと、折れ線グラフができ上がります。「単語の理解は9割あるけれど、短文の理解が4割しかない」「漢字は8割書けたけど、仮名は1割にとどまった」など、折れ線グラフは非常にでこぼこしています。

全体構造法を行なうまでは、この折れ線グラフこそがこの方の実際の能力であり、いろんな意味で惑わされない分、これが真実の姿であるとさえ思っていました。つまり、苦しそうな声で話し、とびっきりの笑顔を見せ、思いもかけない巧みなあいづちをされるこの方自身ではなく、健常者に比べて何％の低下という数値のほうを見ていたのです。「おはよー」という挨拶のことばを練習するとき「お」「は」「よ」「う」と一つずつの音を練習してそれをつなげるようにしていました。だってその4つの音でできていることばですから。しかしこの練習では，うまくいっても「お・は・よ・う」と区切った言い方にしかならず，「おはよー」という滑らかな挨拶にはなりませんでした。「おはよー」ということばから「お」の音を取り出してしまうと「お」から「は」につながっていたところが抜け落ちてしまいます。「おはよー」ということばがもっていたメロディーがなくなってしまいます。「おはよー」という気持ちがどこかに行ってしまいます。「おはよー」はやっぱり「おはよー」なんです。

3人の子どもがじゃんけんで階段を上るゲームをしていました。パーで勝った子が「ぱいなっぷる」と言いながら5段上がりました。今度はお姉ちゃんが「ぱいなつぷる」と6段上がりました。一番小さい子が「ぱぃなっぷる」と4段上がりました。文字を書けるようになっているお姉ちゃんが正しいのでしょうか。4段しか上がれなかった子は間違いでしょうか。みんなこれでいいのではないでしょうか。

数値で表されることが客観的であり正しい。要素に分析していくことが科学的である。こういった姿勢や，日常的な感覚としてとらえる言語の姿に占める文字の影響。これらは，全体構造法を始めるまでの私には思ってもみないほど当たり前過ぎることであり，そのことを取り上げて改めて考える機会など当然ありませんでした。全体構造法を行なう中で，むしろ今までは考え判断することの基盤であったはずの当たり前が突然，行く手を阻む大きな壁のようにふるまうようになりました。「当たり前ではないんだなあ」と今は静かに考えています。

（成瀬光生）

●2● 失語症の在宅リハビリの実際

前の章で、全体構造法は言語聴覚専門家の評価力が必要だと書きました。失語症の一人ひとりが、話しことばのとらえかた、すなわち「構造化の問題や段階」が違います。このため、ある失語症の方が抱えてしまったことばをとらえることの問題を、専門的な観察と知識でその人固有の問題として対応していかなくてはならないからです。

このようにいいながらここで「本法の在宅リハビリにおける応用」について説明するというのは、自分で自分の首を絞めるようなものです。

それなのにこの本で在宅での訓練法について書き出したのは、多少でも次のようなことに役立ってもらえるのではないかと期待してです。

①すでに全体構造法を受けていらっしゃる方には、今受けている訓練について理解してもらえる。

②他の方法で訓練を受けていらっしゃる方には、まったく別の自然な考え方の訓練もあるのだから、これまで良くならなくてもあきらめないよう伝えられる。

③何らかの事情で、まったく言語訓練を受けていらっしゃらない方や、何とかしてあ

げたいと思っている家族の方には、「文字の勉強を押し付けない！　口真似に走らない！　ことばをそのような不自然なやり方で傷ついた脳に教えない！」との願いが伝えられる。

④それに加えて、本法が探求した脳にとって自然な再習得の大きな羅針盤を明示できる。

それでは、まず実際の臨床の手段について説明していきます。

前章の最後に書きましたが、次の3点をあらためて思い出してください。

①話しことばは運動体であり、運動は運動でしか本質をとらえられない。どんどん運動でとらえてもらうこと

②練習に使うことば教材は、十分なプロソディを含んだ自然な話しことばを準備すること

③ことばに関して「とらえ構造化」を進めるのに必要な要素を、練習教材にも運動にも、できるだけ際立たせて埋め込むこと。さらに脳が自発的にとらえやすいよう工夫すること

では、具体的に説明していきます。

263-00729

身体運動

次の二項をあらためて思い出してください。

①話しことばは運動体であり、運動は運動でしか本質をとらえられない。どんどん運動でとらえてもらうこと

③ことばに関して「とらえ構造化」を進めるのに必要な要素を、練習教材にも運動にも、できるだけ際立たせて埋め込むこと。さらに脳が自発的にとらえやすいよう工夫すること

話しことばをとらえる過程での身体の役割

話しことばとは、響きであり波動です。つまり運動体です。その運動から要素をとらえて構造化していくことがことばの習得であることは、何度も説明してきました。失語症者の話しことばの再習得に際しても同様に、現実の生きた話しことばから必要な要素を自発的にとらえることを段階的に精密化していきます。

運動の要素を効果的にとらえられる手段は、文字どおりその運動要素を実体験し実感することです。それどころか、運動は運動でしか本質はとらえられません。そして運動の本質を実感できるのは身体しかありません。

じっさい子どもは最初にことばを、身体全部を使って聞き、身体全部で発して、自国語を習得していくそうです。そして身体全部での習得が精密化するにつれて、だんだん小さな部分である耳や口の運動だけへと転換していけます。この全身の大きな運動から耳や口の小さな運動へという自然な習得プロセスを有効に再練習するためにも、まず最初に身体の運動はなくてはならないのです。そればかりか、自分の身体を動かし実感して再習得したことばは、勉強の目標などではなくなり、自身の感情や考えと一体となり、溶け合ったものとなることにも役立ちます。

有効な身体の動かし方

ことばの習得に身体の運動が有効だからといって単に全身を動かしてみたとしても、それは体操しているにすぎません。話しことばの習得のために身体を動かすのですから、練習段階の目的にかなった動きでなくてはなりません。練習段階の目的とは、その失語症者が次に必要な、ことばの要素をとらえてもらうことです。ですから、練習段階の目的の「音や話しことば」の要素特徴をまとめ統合した運動でなくてはなりません。

ここで特に注意しておきたいことがあります。この運動は話しことばという波動特徴をとらえる運動であることを忘れないでください。口の動きのような筋肉運動のことではありません。口の形をみせて真似をさせる人がいますが、これは響きをとらえるという本来の目的から注意をそらさせてしまいます。目でみえる型から響きの音はとらえられません。口の形の真似は、話しことばという波動運動、響きそのものの運動とは無関係であることを知っておいてください。

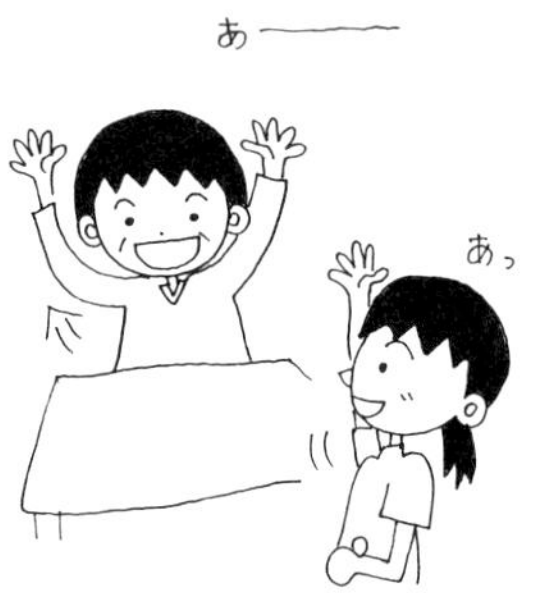

練習段階のスタートはプロソディ

要素をとらえることとは、つまり人間が知覚することです。とうぜん、人間の知覚の性質にそって練習は始めます。ここでもう一度、知覚の三つの性質を思い出してみます。

①全体や特徴的なことから始まり、段階的に細部も精密化していく性質
②多量にあるより、際立っていたり、わざと隠してあるものの方がよくとらえられる性質
③本人が自ら自発的に行わないと成りたたない性質。自覚できるのはある（一個の）現象である

知覚の性質①【全体や特徴的なことから始まり、段階的に細部も精密化していく性質】の観点をふまえるならば、ことばについてもその全体から習得がはじめられます。「お」と「は」と「よ」と「う」と部分を順番にとらえられるようになってから最後に「あー、〝おはよー〟と言っている」と全体がわかるのではありません。

話しことばの全体とはプロソディ部分です。プロソディ部分が話しことば文全体をまとめている土台です。また、このプロソディ部分に、聞いたり話したりする人間の自分感覚（自覚や実感）が統合されています。練習段階のスタートは、話しことばのプロソディ要素をとらえられるよう身体を動かしていきます。

最初は声でプロソディを言えればよいのであって、音が合っていなくても構いません。**知覚の性質③【自覚できるのは一個の現象である】**を思い起こしてみてください。プロソディと音の正確さを同時に要求すると、失語症の方は何をとらえたらよいのかわからなくなります。

それどころか、失語症の方は音（50音としての音）にこだわってしまいがちです。プロソディに注意や関心を向けてもらえないのです。「いーい？」とオウム返しに言ってもらうとき、「い！　い！」と頑張ってしか言えないときはもちろんです。たとえ「いーい？」という疑問のプロソディを同様に真似できたときでさえ、失語症者は「いい」という音が言えたことしか自覚していません。これまでことばのプロソディのことなど、意識したこともなかったわけですから無理もありません。

そこで、いまの例の「いーい？」のように、ことばの抑揚をとらえてほしいときには、抑揚にあわせて腕や手を動かしてみます。「まいったなー」などの場合、高い声のときは腕や手を高くかかげ、低くなったところで下降します。「かんかんかん」のようにリズミカルなことばは、手もリズミカルに打っていきます。

たとえプロソディが真似できたとしても、もし声が低くなっても高い位置に手があったり、「かんかんかん」と言い終わらない前に打つ動作が終ったりした場合には、どんな状態になっているのでしょう。このとき失語症者は、自分が言っていることば

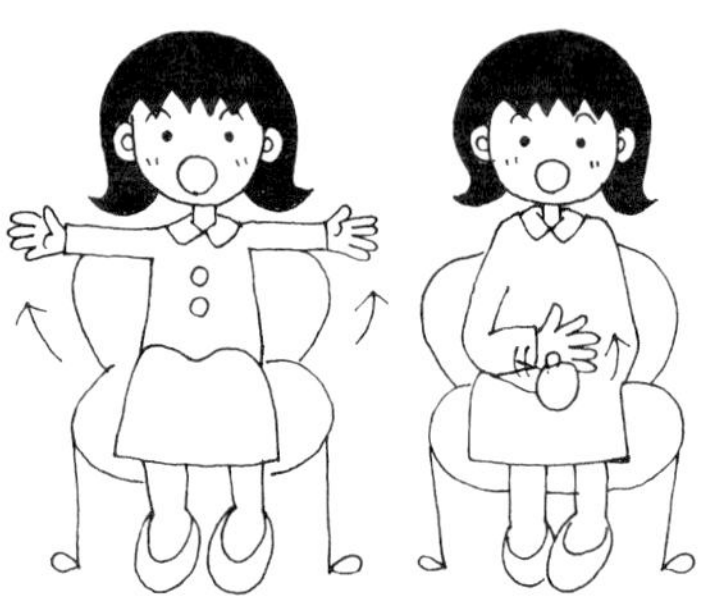

のプロソディを自覚してとらえていないことがわかります。すなわち、意識しない無意識にならら言えるけれど言おうとするときに言えない、すなわち失語症の症状のままなのです。まず、プロソディからことばを自分のコントロールのもとにおく、言おうとするときには必ず言える状態にもっていかなくてはなりません。これには、プロソディと腕や手の動きなど自覚しやすい大きな運動と一致させて、本人自身の意識でとらえ自覚できるようしていくのです。

プロソディでは、抑揚やリズムの他に、声を長く伸ばす、止める、短く言う、なども練習します。自分の声にあわせて、手の運動を引き伸ばす、止める、短く打つ練習です。

失語症者によっては、運動とプロソディとをなかなか合わせられない、プロソディのどこの部分の運動をやっているかわからない場合もあります。このときには、目的の要素を図示したものを用いても構いません。図示をなぞる運動から自覚を促がしていきます。

プロソディの時間（長さ）をとらえてほしい場合、長い線と短い線を準備します。その上をなぞり運動しながら「あーーー、あ、あ、あーーーー」と声を合わせてやってみます。

図1の例を参照ください。

図示はあくまで波動である音をとらえる図であり、運動の要素を自覚するために使う図です。図1の例の線はプロソディの長さや止まることをとらえやすくします。こ

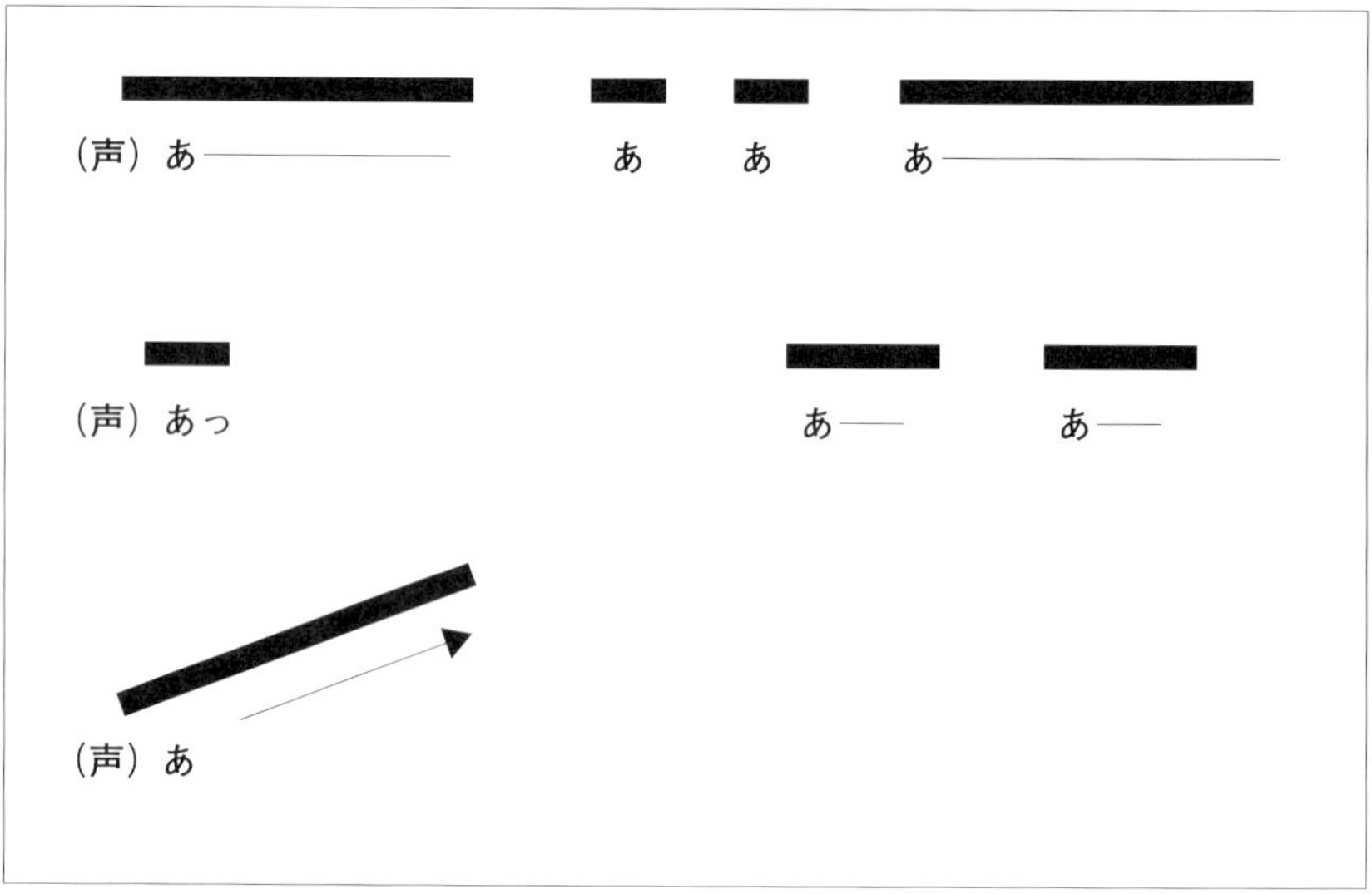

図1　音をとらえる図示の例

の線の上をなぞる運動とともに音を言ってもらうことによって、ことばの長さやことばが無いことを自覚してとらえてもらえるのです。

図1の(声)はここで、なぞり運動とともに言う声であり、けっして文字ではありません。文字を覚えることは、運動のどの要素をとらえることにも結びつきません。習得後の完成音を要求するだけであり、これから習得していく段階ではむしろ妨害となります。

本法の多数の研究によって、失語症の方がしっかり聞き話せるようになると、文字は自然にもどってくることが実証されています。話しことばが安定しないままで何年も文字を練習するより、まず話しことばの再習得をやるほうがずっと早く確実なのです。図示は、話しことばの運動要素をつかむことを助けるものだけにしてください。

ところが図示を示して運動しても、プロソディに気づかず「音」にこだわりつづけている場合も多いのが失語症です。この場合、本法では極力「音」にこだわらず、話しことばのプロソディ部分だけを際立たせて聞いてもらえるようにします。

それは**知覚の性質②【多量にあるより、際立っているものをとらえる性質】**の利用です。本法が開発した周波数調整器を使い、プロソディ部分であることばの低い周波数帯域だけを際立たせて聞いてもらいます。もちろんこのときも、身体も動かしてプロソディの高さや流れをとらえやすくしていくわけです。ただし、周波数調整器がない場合は、教える人がハミングでプロソディ部分だけを言っても同じです。

音の練習―母音の場合

運動でプロソディをコントロールできるようになったら、次に一般にいう「母音」を練習します。母音は「50音の音」ですが、「一音」で言いたいことを伝達できる全体でもあるからです。

知覚の性質①【全体や特徴的なことから始まり、段階的に細部も精密化していく性質】にしたがって母音から精密化を進めます。

表１．母音の要素特徴

	身体リズム運動に構成する母音の要素特徴				
	長さ（時間）	高さ	形	緊張度	開閉度
「あ」	ゆっくり	中位に	大きく広い	ゆったり	開く
「お」	長過ぎず	やや下方に	丸い	一部緊張	囲む
「う」	はやく	低く	輪郭ある	圧迫	閉じる
「え」	伸ばさず	高めに	折れた直線	やや緊張	閉じきらない
「い」	す速く	高く	鋭い直線	緊張	閉じきった

母音の要素特徴は、**表1**のようなものです。これを身体の運動でとらえていくのです。

要素特徴をもう少しわかりやすくまとめると、

「あ」は、自分の身体（たとえば腕や手）が、ゆっくり大きく開いていく要素特徴です。

「お」は、身体が腹部あたりの高さで囲まれていく。

「う」は、身体の下にすばやく圧迫する

「え」は、身体の肩あたりの高さで折れた要素特徴です

「い」は、身体の上方に、すばやく鋭く細い要素特徴です。

のように考えてください。

このような要素特徴をとらえてもらうために、いろいろな運動を各母音を自覚しながら言っていきます。たとえば……

「あ」胸のあたりで手のひらを広げる、腕を広げる

「お」両腕で抱えるようにしっかり丸くもっていく、手のひらを丸める

「う」手で膝を押す、急にお腹が痛くなったときのように下腹を押さえる

263-00729

「え」肩をすくませる、肩あたりで手首をひっくり返す
「い」目線の位置で紙をはさんだ指をいっきに横に引く、両手を合わせて上へすばやく伸ばす

実際に運動によることばの練習に入る前に、もう一度、知覚の性質を思い出してください。

知覚の性質②【多量にあるより、際立っているものをとらえる性質】です。すなわち有効に知覚してもらうためには、際立たせないと、運動のどの要素をつかんでよいのかわかりにくいのです。際立たせる一番の方法は、実現したい動作と反対の動作から始めることです。（次頁の図を参考にしてみてください）

母音の運動の例であれば、
「あ」**（握った状態から）**手のひらを広げる、**（閉じた状態から）**腕を広げる
「お」**（両腕を伸ばした状態から）**抱えるように丸くもっていく、**（指をピンと伸ばした状態から）**手のひらを丸める
「う」**（手を上から膝にもっていき）**膝を押す、**（手を身体の向こうから急に）**下腹を押さえる
「え」**（リラックスした状態から）**肩をすくませる、**（手のひらを下に向けた状態で腕をあげ）**肩あたりで手首をひっくり返す
「い」**（紙をはさんだ指を一緒にそろえた状態から）**いっきに横に引く、**（合わせた両**

【あ】の運動例

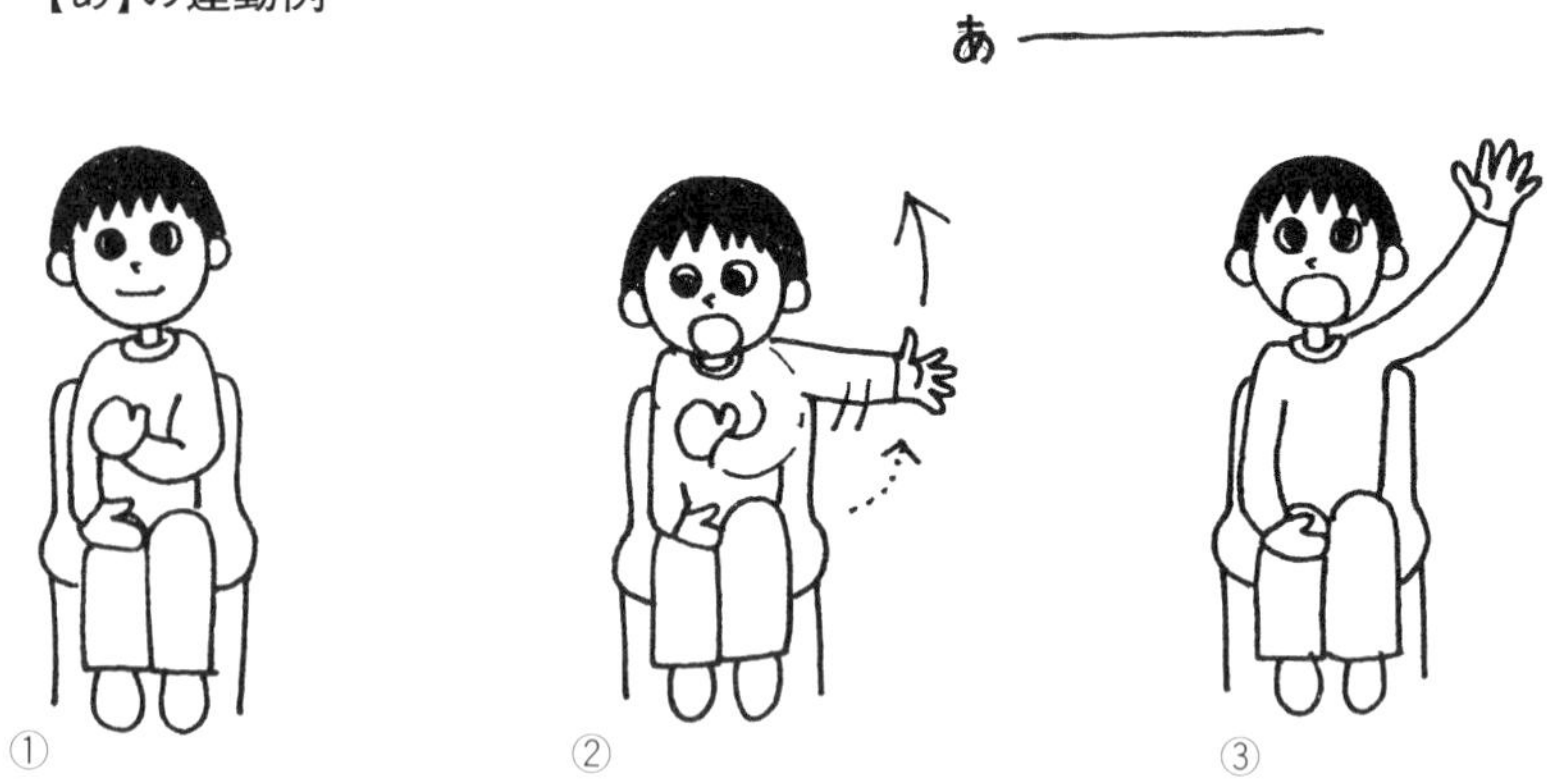

【い】の運動例

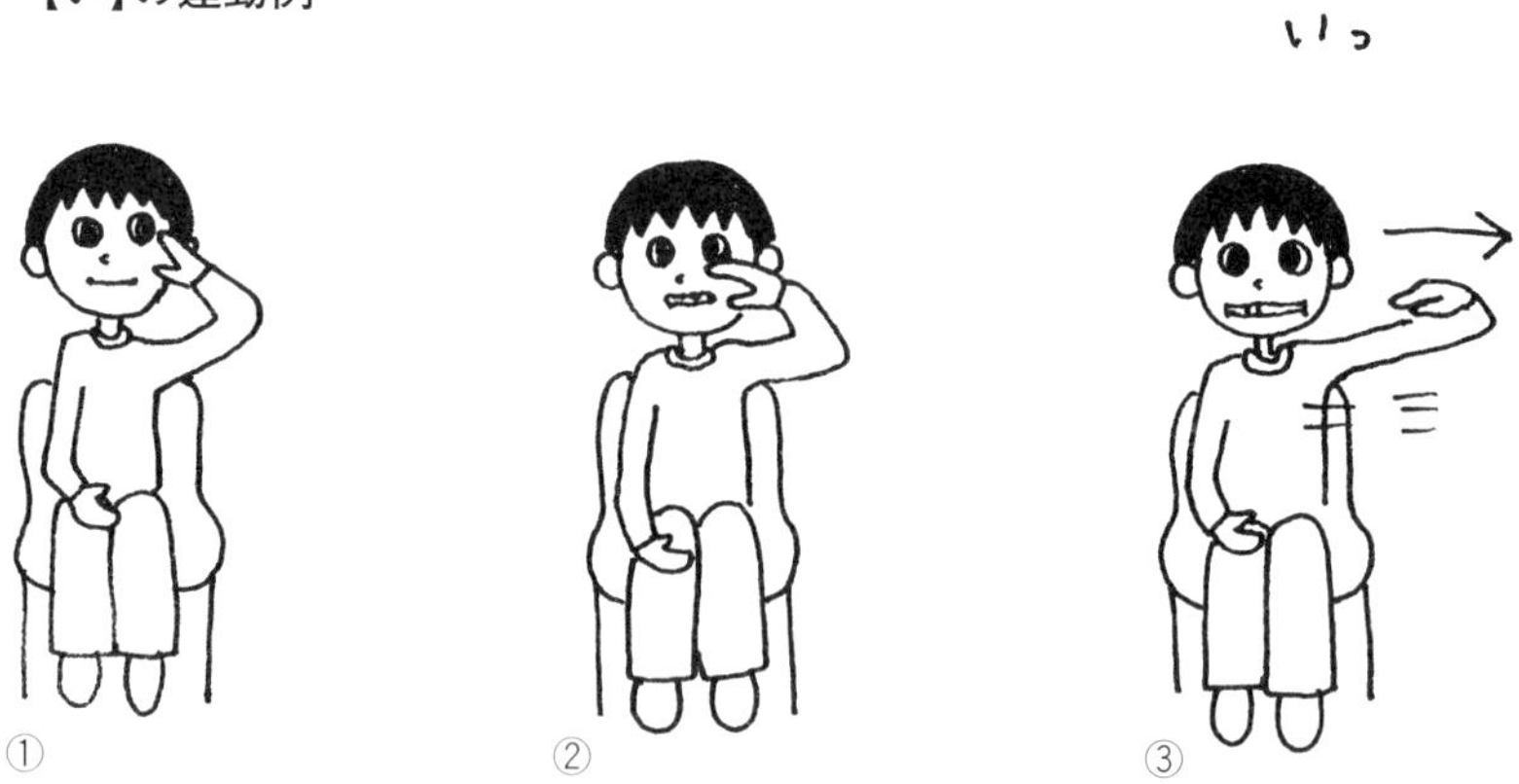

【う】の運動例

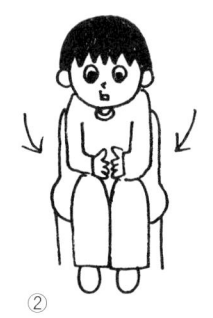

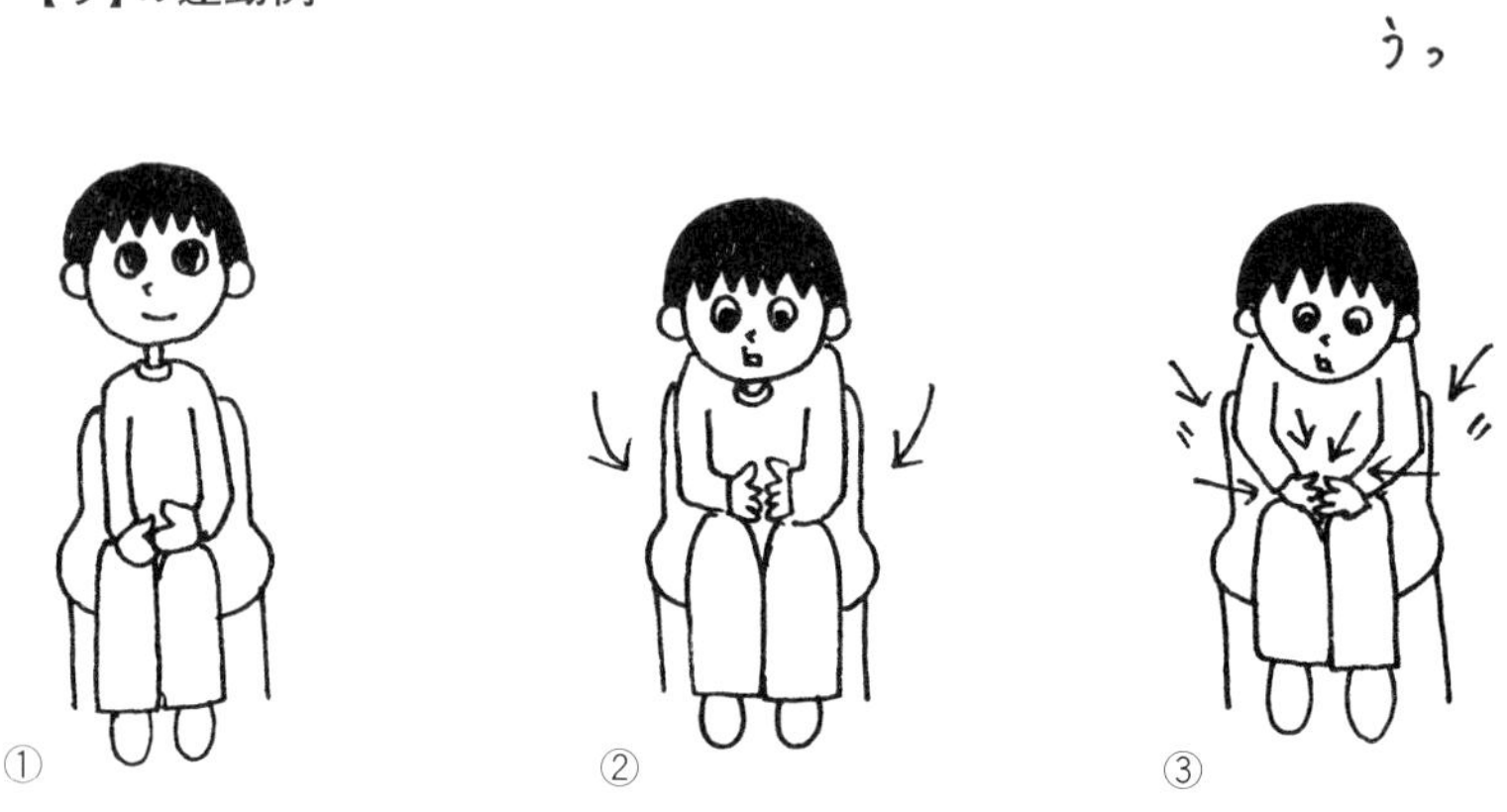

【え】の運動例

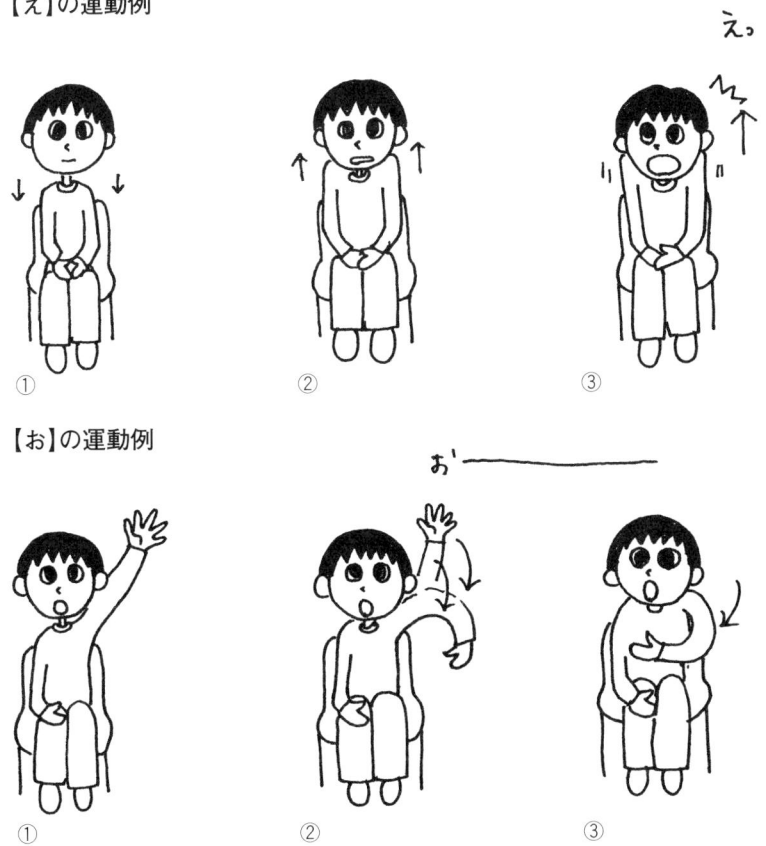

【お】の運動例

263-00729

手を下から）上へすばやく伸ばす、と、反対動作から際立たせたほうがいいのです。

そしてこれらの音の要素が身体運動でとらえられたら、すぐにその音から始まる表現（全体）の練習に入ります。

「あ」：あーあ！　あっあーあ　ああ（頷く）　あった！　あっち　あれ？

「お」：おーおー　おおっ！　おっ！　おーお（頷く）　おーい　おはよー　おっと

「う」：うー（苦しい）　うーん　ううっ　うーうー（悲しい）　うまい　うった

「え」：えっ？　えーえー（頷く）　ええー？　えっと　えらい　えーい

「い」：いーい？　いーいー　いいー？　いい　いーなー　いっとー　いーよ

のような表現ができます。

この例のなかの、「あった！　あっち　あれ？　おーい　おはよー　おっと　うまい　うった　えっと　えらい　えーい　いーなー　いっとー　いーよ」は、母音以外の、まだとらえてない音も入っています。忘れないでください、ここでの目的は母音で全体を言うことです。

知覚の性質③【自ら自発的にとらえる】ことが重要です。自ら自発的に気づいてとらえられることは、どのような人もその瞬間は一つのことだけです。母音で全体を表現することがこの段階でとらえる目的です。

ですから、母音以外の音は、できてもできなくても無視していいのです。むしろ音の練習に入ると、せっかく習得したプロソディが不安定になりやすいので、身体運動も最初の母音の運動からすぐにプロソディ運動につないでいきます。

また、何回か繰り返すことも忘れないでください。たとえば、「あった！」も一回だけだとおうむ返しに言っただけです。何回か実感しながら繰り返してもらいます。さらに、「あった！ あった！ おー あった！」と、途中で「おー」のような妨害ことばを入れて前後3回繰り返すことも練習しましょう。この場合も、身体運動は最初の母音の運動からプロソディをやっていきます。

音の練習―子音の場合

さまざまなことばで十分練習し、母音がどのようなことばやプロソディでもとらえられるようになってから、子音の練習に入ります。

母音はプロソディの全体表現ができる音として重要です。それはとりもなおさず話している自分感覚もとらえていける音でもあるということです。

母音で十分表現練習をする前に、けっして子音練習に入らないようにしてください。子音は、母音で習得した自分感覚を機軸にした要素でとらえるからです。自分感覚が未習得だと空間や方向要素が分からなくなります。

子音は、**表2**のような要素の運動を組み立ててとらえてもらいます。

これらも母音と同じく、知覚の性質を利用して運動を組み立てていきます。もうおわかりだと思いますが、際立たせるために反対の動作から始めます。

表2．子音の要素特徴

	身体リズム運動に構成する子音の要素特徴			
	長さ（時間）	方向／空間＊	強度	緊張度
「か」	短い	後へ直接	強い	緊張
「さ」	長い	前へ直接	強い	緊張
「た」	短い	前へ直接	強い	緊張
「な」	長い	上へ間接	弱い	緊張
「は」	長い	下へ間接	弱い	弛緩
「ま」	長い	下へ間接	弱い	緊張
「や」	長い	下へ間接	強い	緊張から弛緩
「ら」	長い	定位置で間接	弱い	緊張から弛緩
「わ」	長い	上へ間接	強い	緊張から弛緩

＊空間要素の直接とは到達点を目指す運動であり、間接とはプロセスを意識しながらやる運動という意味です。

「か」の運動：イメージは後ろに「衝《つ》く」

　前方に伸ばした腕を一気に「かっ」と背中側に肘を折って引きます。このときより強い緊張を強調するために、手のひらはぐっと握った方がよいです。なかなか、「か」の要素をとらえられない場合は、同時に首も後方に折る（天井を向く）ようやってみます。

「さ」の運動：イメージは「圧迫の持続」

　重いものを力をこめて「さー」と押しながら滑らせていきます。途中で力や緊張を抜かない持続の工夫が大切です。

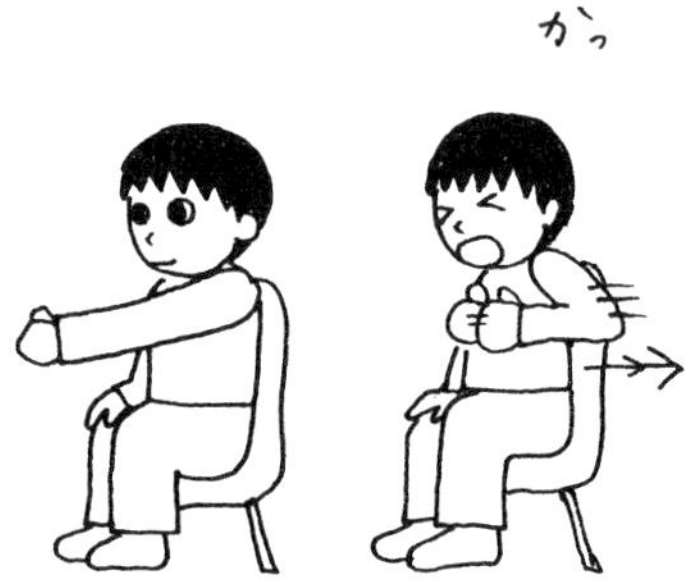

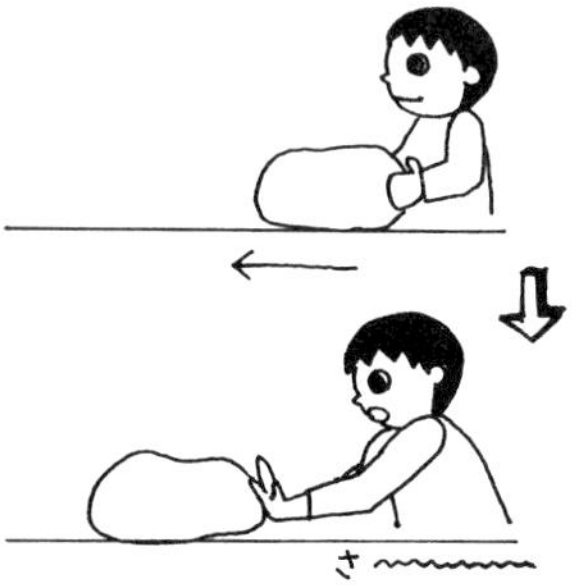

「た」の運動：イメージは「打って跳ね返る」

掌を下に向けて上の位置から机に向かってすばやく「たっ」と打ち跳ね返します。机を強く叩きつけても短い緊張をとりこむことは難しく、必ず始めの位置まですばやく跳ね返す運動にしなくてはなりません。

「つ」「ち」の運動：イメージは「尖って起きる」

この二音は「た」に鋭さを加えて行います。親指と人差し指を開いたスタートから、瞬間下がり何かをつまむように二指を閉じて跳ね返します。

「な」の運動：イメージは「空間に浮く」

弱さをとらえてもらうのは強い状態からスタートした方が際立っています。また、急にではなく時間をかけ弱さを一定に維持していく指導は難しい人が多いようです。たとえば、家族が両手で失語症者の片手を挟み、三手とも強く握った状態からゆっくり（速過ぎないよう）一定の緊張性を保って手を開いていく運動があります。

「は」の運動：イメージは「拡散する」

「は」は、弱く弛緩した運動ですから、スタートには強さと緊張が必要です。下から上に勢いよく手を上げてから、「はー」とゆっくり力を抜いて下げていきます。

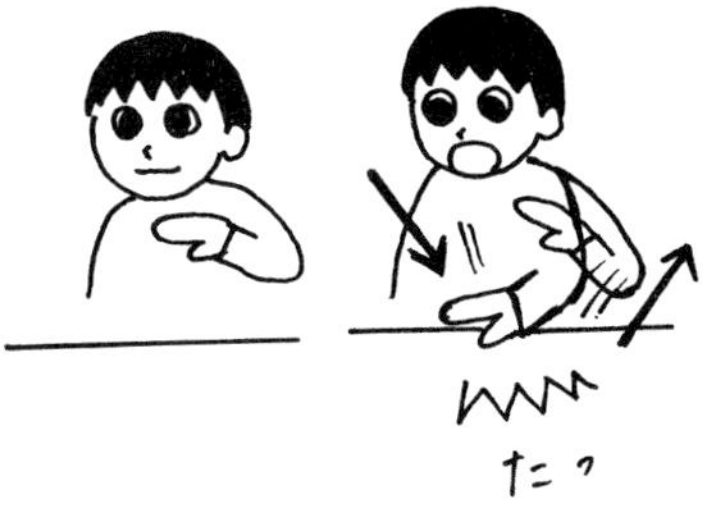

「ま」の運動：イメージは「下で前方空間への移動」

「な」と方向が異なるので、「な」の運動を下向きでやってもかまいません。他には、ボールを手で同位置で力をいれて転がしながら準備し、「まー」と最後の回転から前方へ押し出すことも有効です。

「や」の運動：イメージは「上から下へ半弧を描く」

「や」は、下へ持っていくためにスタートはやや上から始めますが、最初の緊張もつかんでもらうため、「やー」と言い始めの瞬間は下位から上位置へ持っていって降ろします。

「ら」の運動：イメージは「波の打ち」

「ら」は定位置の運動です。運動の機軸を定めます。手を使う場合は、手首または肘を定位置として、ピンと指先を伸ばした状態から「らー」と、言い始めの瞬間はそれを保って定位置を基軸に脱力します。

「わ」の運動：イメージは「持ち上げて放す」

下から上に「わー」と強く手を上げます。これも言い始めの瞬間は下の位置を保ってからやります。

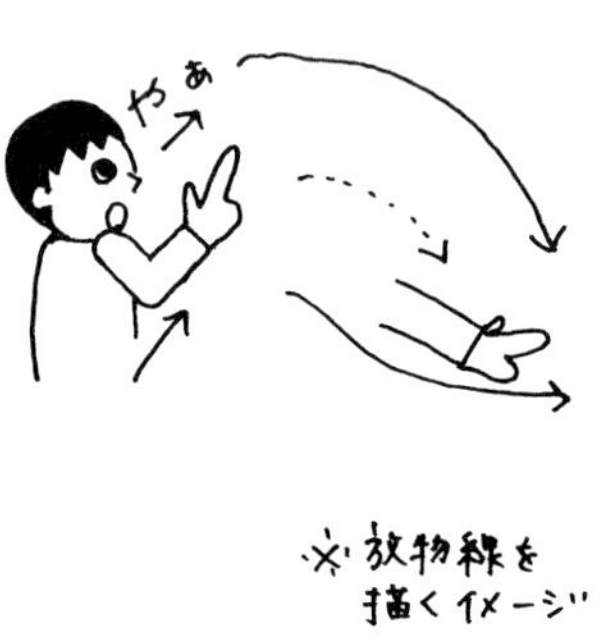

「ぱ」の運動：イメージは「まき散らす」

握った指を「ぱっ」と弾くように開きます。「ぴ」でやる場合は、人差し指の方が「ぴ」の「い」部分の細さも分かりやすいようです。「ぱっ」のとき力が入って弱さがわからないときには、手に水をつけて軽やかに弾く運動でもいいでしょう。

「が」「ざ」「だ」「ば」の運動：イメージは「＋摩擦」

これらは、表の基本要素に加えて声の響きもとらえなくてはなりません。運動を考えるとき、たとえば浮かした指先などを弱々しく交互にすり動かし、響く振動もつかんでもらってやります。

身体運動練習での注意点をまとめます

①一つの運動の型やパターンを教えるのではありません。目的は話しことばの要素をとらえることですから、むしろパターン化しないように、同じ要素特徴を取り込んだいろいろな運動をやっていきます。

②かならず習得の段階にそって、プロソディ表現から母音表現、次に子音表現に進みます。先の段階が不完全のまま次の段階に急がないでください。身体運動がなくてもその段階が繰り返し自由に表現できたら、その段階の習得です。

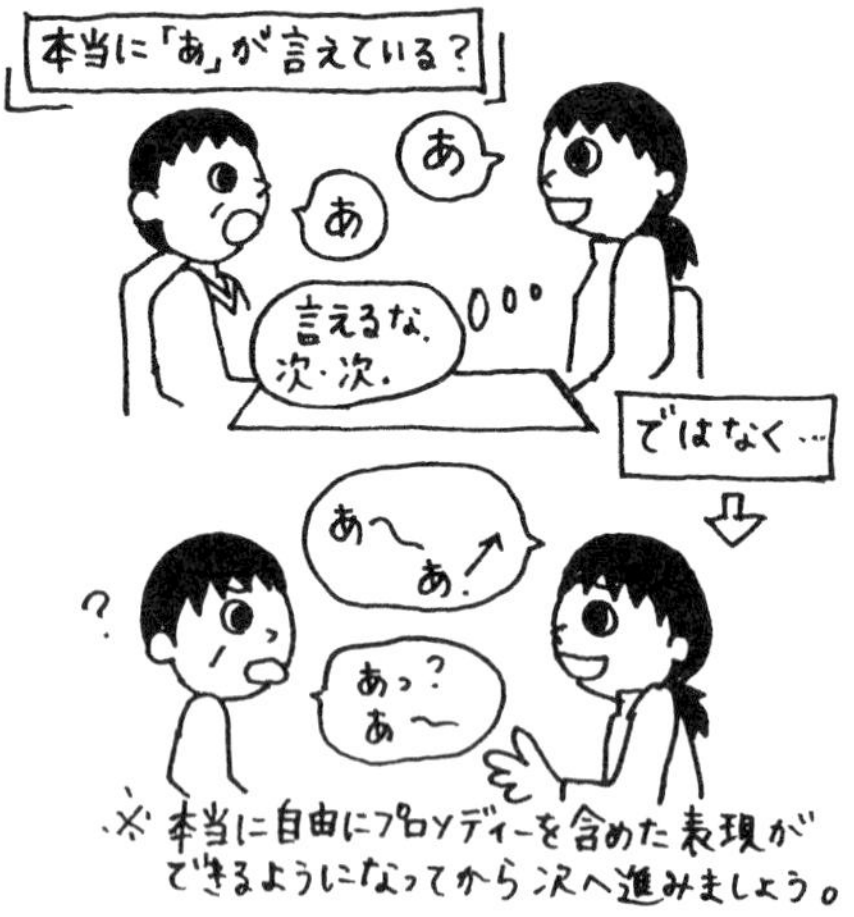
本当に「あ」が言えている？
あ
あ
言えるな。次・次。
ではなく…
あ〜 あ↗
あっ？ あ〜
※本当に自由にプロソディーを含めた表現ができるようになってから次へ進みましょう。

③運動は際立たせるため、反対の運動要素から始めるほうが効果的です。運動しても目的のことばがとらえられないときには、とがめたり否定したりせず、運動の要素の際立たせ方を工夫し、何に気づくべきか自分で気づけるよう考えます。

④とらえられた音は、すぐに表現やコミュニケーションにつなげます。あえて言うまでもないことですが、いつまでも一音運動をやっていないで、とらえたらすぐその音から始まる話しことばに移行します。

話しことばの練習

話しことばの練習に際しては、次の2点が大切です。

①練習に使うことば教材は、十分なプロソディを含んだ自然な話しことばを準備すること

②ことばをとらえ構造化を進めるのに必要な要素を、練習教材にも運動にも、できるだけ際立たせて埋め込むこと。さらに脳が自発的にとらえやすいよう工夫すること

唱えることば

全体構造法の手段として練習することばは、すべて自然な話しことばです。自然な話しことばとは、実際の会話場面で使われているコミュニケーションのことばです。コミュニケーションは、単語や文法の表現ではなく、相手に気持ちを渡し終えて成り立つものです。この相手に渡す気持ち一つひとつを全体としてまとめるものがプロソディです。**しっかりプロソディに乗って話しことばを〝聞き、言う〟体験を繰り返して唱えてもらいます。**そして体験してしかとらえられない「話しことばという波動運動体」の構造を効果的に指導していきます。

練習で用いる話しことばの基本となる考え方

①正しい話しことばのプロソディ（リズムや抑揚ら）で言うこと

ところで、プロソディの抑揚やリズムは、歌のメロディとは関係あません。コミュニケーションの抑揚やリズムです。あくまでも自然に話すように心がけ、歌のメロディに合わせないでください。

②繰り返し、対句、周期的な反復など、人間が内的に生み出すリズムや日本語音の特徴も活用すること

内的に生み出すリズムとは、たとえば「チクタク、チクタク」「よいしょ、こらしょ」「ザーザー」などです。

日本語音の特徴とは、一拍の音ばかりでは単調であり、伸ばす音や切る音、同時に速く言う音を利用していく、というところにあります。これらの特殊な音がリズムを生み出し、日本語らしく話せることになります。下線が特殊な一音です。

伸ばす音：「そーね」「おーい」「やー　ほー」「りりりーん（電話の音）」

切る音　：「いっ　たっ　たっ　た」「にこにこ　にっこり」

速く言う音：「こん　ばん　は！」「プ　リン　が　た　べ　たい」

③楽しく言えるレベルに、とらえてもらいたい要素を埋め込むこと

口真似やオウムがえしの強制訓練ではありません。ことばを覚えるのでもありません。本法の練習は、ことば要素を自覚してとらえてもらうことが目的です。唱える練習のことばは、目的の要素が埋め込まれていることだけが重要です。その目的がかなうなら、できるだけ簡単に短いほうが、自発的に目的要素をとらえられます。ですから、長い難しいことばが良い練習ではありません。むしろ、目的が埋め込まれている、もっとも簡単なもっとも短いことばをさがします。短く簡単であればあるほど目的に集中でき何回も唱えられ楽しい練習ができます。

ところで失語症のタイプによっては、「ことばを覚えておく範囲」の要素をとらえていかなくてはならないものもあります。伝導失語（＊）といわれるタイプです。この場合は、必要に応じて、言うことばの長さを増やしていかなくてはなりません。

＊伝導失語…復唱（聞いたり、思ったりしたことばを言うこと）が困難な失語症。復唱することばの長さが長くなるほど困難は増す。

263-00729

また、話しことばの全体である文やプロソディ、長さ、つながりには支障がなくて、単語名を思い出して言うことだけが難しい健忘失語（*）もあります。健忘失語者も、単語を捜しだすきっかけの要素をつかんでいけばよいので、長い発話も自由です。

しかし、これ以外の失語症のタイプは、長くてもせいぜい二語文ぐらいで練習しましょう。日本語は、単語や助詞が糊付けされながらつながっていく言語ですから、文法要素もほとんど二語文に埋め込まれます。これ以上長くする必要はまったくありません。できるだけ簡単なことばを捜してプロソディをこめて唱え練習します。

*健忘失語…もの（物・者）の名を思いで出せない失語症。このため遠まわしな表現で言う場合が多い。

④日本語話しことば知覚の高度化を、失語症のそれぞれ障害タイプにあわせて段階的に練習していくこと

感情的な叫び、ためいき表現、そして呼びかけからコミュニケーションは始まります。すぐ母音が言える場合はもちろん、母音も言えない場合は身体運動を活用しながら母音練習をして、感情的な叫び、ためいきでの表現、そして呼びかけを唱えてみます。

身体運動でも説明しましたが、やっと「あ」一音しか言えない段階でも、いろいろな表現が可能です。疲れた時の「あ〜あ」、びっくり「あっ！」、非難の「あ――っ」、これらの組合せ「あっ、あ――」などいろいろあります。このように母音は、一音で言いたいことを相手に渡せるコミュニケーション全体です。まず、なにより母音で十分、プロソディ表現を唱える練習をします。

次に、母音から始まる短いことばを練習します。これも、単語の練習などではありません。コミュニケーションは全体で相手に渡すものですから、短いことばも全体表現でなくてはなりません。「あついなー！」「あっち！」「あちっ！」「あれ？」「あーとーで」のようにです。自然なプロソディでコミュニケーション表現を唱える練習です。

表現練習での注意点

うまく練習できないときは、知覚の性質を思い出してください。

知覚の性質③【本人が自ら自発的に行わないと成りたたない性質。自覚できるのはある（一個の）現象】です。自発的な知覚は一つずつです。の多くのものを要求したら、今は何に気づくのかわかってもらえません。そのとき、コミュニケーションことばを唱える練習の目的は一つにします。プロソディをとらえてもらいたいときはプロソディだけの正しさを求め、音の正確さまで求めないようにします。

また、知覚は自発的になされるので、練習目的を教えたり注意したり指摘しても意味がありません。唱えているうちに「あっ、そうか！」と気づけるよう、ことばの組み立てや段階分けを工夫してください。

知覚の性質②【多量にあるより，際立っているほうがよくとらえられる】のです。いままで自分でわからなかった要素がとらえられるよう，際立たせてことばに埋め込みます。たとえば，高い要素でとらえる「い」は，「い」の高さだけを強調し連続させるより，低い音である「う」から「う→い」と与えられたほうが，「い」の高さがすぐに知覚できるのです。

また，「せっかく」の小さい「っ」の部分のように実際は無音であって全体として「せかく：♪♪♪」ではなく「せっかく：♪・♪♪」だということをとらえてもらうためには，「せっかく，せっかく，せっかく」と繰り返すより，「せかせか　せっかく」と「っ：無音」部分がない「ことば」と対比させて違いを際立たせたほうが，早くしかも自らとらえられます。

このように，話しことば波動運動のとらえてもらいたい必要な要素は，そうでない形と対比させて，コントラストをはっきりさせて，つまり嫌でもわかるよう際立たせて提示するという方法を考えていってください。

ところで「際立たせたほうが効果的だ」とはいっても，話しことばをとらえていくのに必要な要素である周波数を際立たせることは，多少複雑になります。胎児は羊水の中ですから，プロソディだけを伝える低周波周波数帯域部分のみを聞きます。乳児は50音があることをまだ知りません。乳児も知覚の性質【①全体や特徴的なこと，②際立っていること，③一個の現象】にのっとって，全体の流れであるプロソディからしかことばをとらえません。

ところが、いったんことばを習得してから失語症になった人は、ひたすら何と言ったか、ことばの音ばかり知ろうとします。このため、できれば50音を区別する周波数域を切り取って、プロソディのみを際立たせたほうが、今何をとらえなくてはいけないかわかってもらえます。本法では周波数調整器を開発しました。この機器については別項目（95～96頁）で説明しますが、この機器を通して、話しことばの低周波数帯域のみを聞き取る練習をします。低周波数帯域のみを聞きとると、プロソディが際立てられているので、「音ではなく流れを聞くように」という指示がなくても、自然にできるようになっていきます。

次に、こんどは音体系をとらえてもらいたい段階では、話しことば全体のプロソディ上で音をとらえていくことを自ら感じてもらうために、低い周波数帯域を強調しつつ、それより高い周波数帯域に会話音があることを示していきます。

この方法として、本法では、心理学、神経学、耳鼻咽喉科学で解明された、音を自発的に聞き取る知覚の性質を利用します。

すなわち**知覚の性質②【多量にあるより、わざと隠してあるものの方がよくとらえられる性質】**を利用するのです。

人間の脳は、わざと隠されている部分をわかろうとするのです。本法では、プロソディということば全体の低周波帯域と、脳の覚醒を促す高い周波数帯域というヒントだけ残し、〝隠すことによる明確化〟という方法を用います。ことばの全量を多量に与えるだけでは何が必要なのかわかりません。むしろその部分をわざと隠すことによ

263-00729

り、そこに何が隠されているかを探ろうとする人間の脳の自発的な働きを利用していくわけです。教えるのではなく、自ら音を探っていこうとする自発的な働きを促進させていくわけです。練習には周波数調整器が必要です。ただ、周波数調整器がない場合は、指導する人が口元に紙をあてて、わざと明確な音を隠すように聞いてもらいます。

このように自らの力で、話しことばの練習目的要素を全体的に統合してとらえる段階をすすめるため、身体運動、唱える練習ことば、知覚の性質などをいろいろ考えていきます。

もう一つ、加えて注意しておきたいことがあります。**本法の話しことばの練習は、決まったことばの、おうむ返し練習ではありません。**話しことばを実体験しながら、これまでとらえることに気づかなかったことばの要素を気づいてもらうものです。ですから当然のことですが、目的の要素がとらえられるなら、他は変わって唱えられても構わないのです。

「いっそ　やめようかな」が「いっそ　やめようかね」になっても、「い」や「や」の練習、2語表現の練習などの目的の時には、問題ありません。それどころか「いっそ、やめようかね」のほうが、その失語症者にとって自然な言い方なのです。互いに唱えあって練習するとき、柔軟に流動的に考えていきます。

唱える回数

よく、何回ぐらい繰り返せば唱えたことになるかと、たずねられます。

唱えるとは、気持ちをこめて自覚して言うことですから、プロソディにのせて言えることです。ですから、プロソディにのせて言えるまで繰り返すことが唱えることです。その方が、一回でプロソディにのせて目的の要素が言えれば、一回で唱えられたとみなします。途中でプロソディが崩れたり、目的要素の言い直しが必要だった場合は、日本語らしいプロソディで目的が言えるようになるまで繰り返さなくては、唱えたことになりません。

その失語症の方が、十分唱えられるようになる回数は、そのつど違うのです。全体構造法は患者さん主役の訓練です。何回練習を繰り返すかは、その失語症の方が決めるのです。

ここでいくつか練習のことばの例をあげておきます。断わっておきますが、あくまで目安の例ですから、実際にはその方の練習となることばを考えてあげてください。

情動語や呼びかけ

1～2音：

「あっ！」「あっあー。」「あれー？」「いい、いい！」いーい？」

「うっ！うーー」「ええっ」「えーえー」「おーおー」「おーい。」

263-00729

一語で表現：
「暑い！暑い！うー　暑い！」「やったね。やったね。うまく　やったね。」
「食べよう。食べよう　さー　食べよう。」
「だれの？誰の？あれ、誰の？」

二語で表現：

「あつあつスープ。あつあつスープ。ふーふーふーふー　あつあつスープ。」

「冷えてきた。冷えてきた　いっきに　冷えてきた。」

「言わないで。言わないで。もう　言わないで。」

「人は人。人は人。私は私　人は人。」

「海は青い。海は青い。嵐がくると、海は黒い。」

日本語特殊音節のリズム

休止を含んだリズム：

「まっち」「きっぷ　かった」

「江戸っ子　江戸っ子　空っ風」

「あっちで　まってて　まっててね。」

「ひややっこ　ひえきった　ひややっこ」

「ん」と2音を一緒に言うリズム：
「としょかんで　じかん待ち」「ほんと　ぜんぶ　読んだ？」
「きんぎょなんだ。金魚なんだ。これでも　金魚なんだ。」

長く言うリズム：
「こーつーせーり」
「チーズ　ケーキ　いーね。」「どーして　どーして　へーきなの？」

つながった母音を同時に言うリズム：
「負けない。負けない。おいそれと　負けない。」
「ふかいな。深いな。あおいけど　深いな。」

さまざまな特殊な音節のリズム：
「うどんが食べたい。うどんが食べたい。さっきからずーと、うどんが食べたい。」

本法での話しことばの練習は、訓練にあたる側と失語症者の呼吸がぴたりとあって、それぞれが自分の表現として自発的に唱えていかなくてはなりません。いささかオーバーな言い方をするなら、この基本コンセプトを一致させて練習すれば、言えば言うほどコミュニケーションしている体温がじりじり上がっていきます。言っていることばの一つ一つが、自覚されていくのです。

以上のように本法の練習は、その失語症の方が主役の個人的な訓練です。きわめてナチュラルでありながら同時に、きわめて意志的で思惟的なことばの練習なのです。

ことばのとらえかたをただ理屈でわからせようとするなら、失語症者の抱えている問題の要点とすれ違ってしまいます。頭の中で考え、覚えたことばは単なる記号のようなものにすぎません。障害と同じことば知覚、構造化の段階で一体となってコミュニケートしてこそ、波動運動体からことばを知り、その段階の要素をとらえていけるのです。要素をとらえることとは特別なことではありません。ごくシンプルであり、日常生活そのものなのです。


本法による練習法を紹介すると「正確に単語や音や文法の基本を教えなくてもいいのでしょうか?」という疑問をもたれる方がいらっしゃいます。全体構造法は波動運動をとらえる基本から一歩一歩進めていくのです。ですから、「真実の言語習得の基本から始めて、再び構造化しなおしましょう」というのが本法の基本的な考え方です。したがって基本が先か応用が先かという問題でもないのです。

こうした疑問をもたれること自体が、習得段階の積み重ねを無視して、成人の完成されたことばだけから基本を考えるからなのではないでしょうか。成人言語では、学問的には一見、単語や音や文法が基本と考えられています。あえてこの観点で考えても、言語のような高次な精神機能はすべて、現実場面における応用という観点からしかとらえられないのです。単語や文法がわかったからといって、言葉を自由にあやつることができるわけではないのです。現実というのは応用しかありません。応用しかないという現実をしっかり認識してください。

そして思うことや考えかたと、ことばの関係も固定したものではなく、状況、感情、運動、流れで変化していく動体です。動きながら発達していくのです。

急性期の訓練

脳損傷の結果、失語症が発症します。医学的には、発症から一週間くらいを急性期、二カ月くらいを亜急性期といいます。ここではこれらをまとめて急性期として説明していきます。失語症発症から二カ月くらいまでの期間です。

この期間は、衝撃を受けて働きを停止してしまった脳が自分の力で自分を取り戻していく期間です。失語症もかなり変化していきます。失語症の症状の様子や重症度が劇的に変化する場合もあります。リハビリテーション医学では、この期間の失語変化症状を通過症状(*)といっています。この期間の失語回復を、脳が自然に回復したためとして自然回復ともいいます。

この期間は、ある意味で自然に回復してくれるので、言語訓練は必要ないのでしょうか。確かに回復途中の通過中ですから、まだ障害本質が確定できません。ですから、ある失語症タイプに特定する練習は無理ですが、全体構造法のことばの練習のスタートは、人間の言語に自然を目指しているのですから、この時期における本法による練

*回復過程の途上にあり、症状が変化している状態。

263-00729

習は回復を援助します。

急性期だからといって、本法のやり方は変わりません。正しい回復に向かえるよう、身体を動かしながらプロソディや母音での表現を十分やっていきましょう。注意したいことは、その日その日のことばの症状変化を観察しながら、あまり性急に特定タイプの訓練に向かわないことだけです。

＊　＊　＊

ここから先は、唱えることば練習課題がそれぞれの失語症によって異なっていきます。何が障害の本質かによって、とらえなくてはならない要素が異なっているからです。失語症のタイプによる障害の本質により、ことばのどの要素知覚が困難か違います。それぞれ必要な要素の成り立ちにそって構造化の精密化をすすめます。

非流暢なタイプといわれる全失語（＊）やブローカ失語（＊）に必要なのは、別の運動への移行と繋がりの要素です。反対のウェルニッケ失語（＊）では、音節や音素の精密さの要素の練習が必要です。

＊全失語…言語の理解と表出（発話）の両方がほぼ完全に障害された状態。
＊ブローカ失語…主に左脳のブローカ中枢（前方の言語野）の病変でひき起こされる非流暢性失語。運動失語とも呼ばれる。
＊ウェルニッケ失語…主に左脳のウェルニッケ中枢（後方の言語野）の病変でひき起こされる流暢性失語。言語理解が障害されるため感覚失語とも呼ばれる。

263-00729

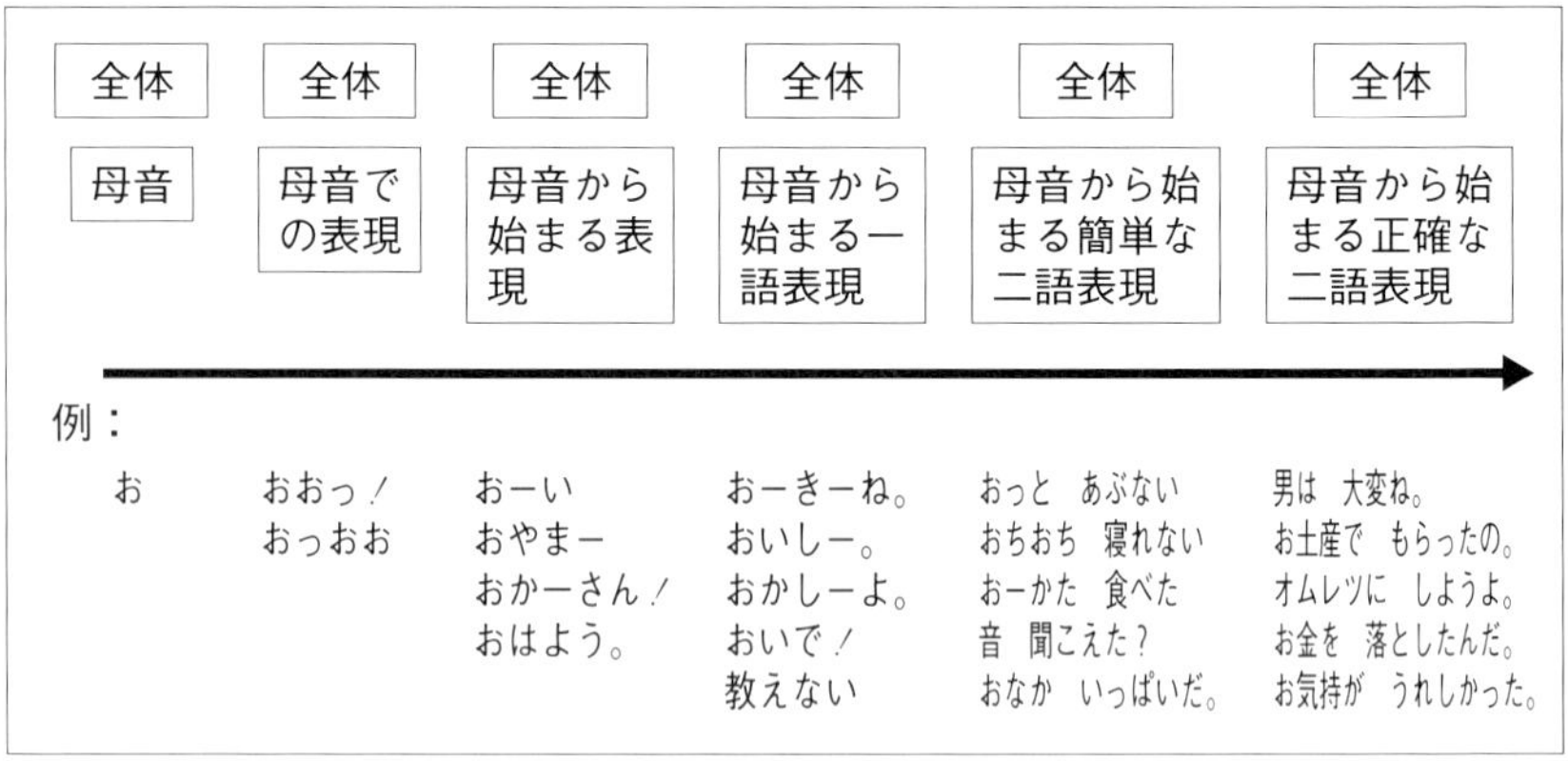
全体
母音
全体
母音での表現
全体
母音から始まる表現
全体
母音から始まる一語表現
全体
母音から始まる簡単な二語表現
全体
母音から始まる正確な二語表現
例：
お
おおっ！
おっおお
おーい
おやまー
おかーさん！
おはよう。
おーきーね。
おいしー。
おかしーよ。
おいで！
教えない
おっと　あぶない
おちおち　寝れない
おーかた　食べた
音　聞こえた？
おなか　いっぱいだ。
男は　大変ね。
お土産で　もらったの。
オムレツに　しようよ。
お金を　落としたんだ。
お気持が　うれしかった。

図２　非流暢なタイプの失語症に対する練習のすすめ方

非流暢なタイプの失語症

全失語、ブローカ失語、超皮質性運動失語(＊)の場合

この練習の進め方を簡単に示すと図2のようになります。

短い表現段階も長い表現段階も、全体はすべてプロソディです。特にこのタイプの失語症は、音やことばの移行が難しく、一音一音、一語一語切って言ってしまう傾向があります。また、上の例の「おーい」を「おおい」、「おはよー」を「おはよう」、「おいしー」を「おいしい」と、伸ばすところも書きことばどおりに言ってしまいます。そして、だんだん長い表現になればなるほど発音にばかりに注意が向いて、切れ切れの聞き苦しい言い方になってしまいます。プロソディはブツブツ細切れです。こうなるともう人間のコミュニケーション表現ではなくなってしまいます。

このような場合は、プロソディの身体運動

＊超皮質性運動失語…ブローカ失語と同じく理解障害は軽度で、非流暢性な発語である。しかし復唱は比較的可能である。

を十分に行ったり、周波数調整機器があればプロソディだけをとらえられるように低い周波数帯域で聞いてもらいます。

　それでも切れ切れにしかとらえられなければ、まだ全体がやや難しいのです。もう一度、前の段階に戻って練習してください。（以下、くわしくは次章で説明します）

流暢なタイプの失語症

ウエルニッケ失語　超皮質性感覚失語（＊）　伝導失語の場合

流暢なタイプの失語症も、最初は母音の練習をしていきます。それから一語文へと表現を上げていきます。コミュニケーションは、音や単語を言ってみることではありません。言いたい気持ちのことを相手に渡し終わらなくてはなりません。「い・ぬ」は単語を言っただけですが、「犬よ！（一語文）」は、「犬があそこにいるよ。気をつけてよ。」などを聞く人に伝え終わっているのです。

　そして次には、言っていることばの中味の音や順番を正確・精密にしていかなくてはなりません。

　それもプロソディをとらえるところからです。まず、音の長さ、高さ、言うところと言わない（止める）ところ、などをとらえてもらいます。身体運動は、音の長さでは手を横に引き伸ばしたり、打ったりして合わせます。言うところと言わないところは、プロソディの中でも小さい「っ」で表される部分をもつことばをリズミカルに打って練習します。「はっきり！」「よかった。」「行っても、行っても　ほっ　かい

＊超皮質性感覚失語…ウエルニッケ失語と同じく理解障害は重篤で、意味内容を無視すれば、発語は流暢である。しかし音としてのことばの復唱は比較的可能である。

263-00729

どう」のようなリズム表現です。

最終的には、5〜6音からなることばの音の順序、「あ」と「あん」と「あい」の違いまでとらえていかなくてはなりません。プロソディの身体運動を活用してのコミュニケーション全体をまとめる力を利用しながら、知覚し自覚してもらいます。（以下、くわしくは次章で説明します）

図3に、非流暢タイプと流暢タイプの表現練習の段階ををすすめる方向を示します。

263-00729

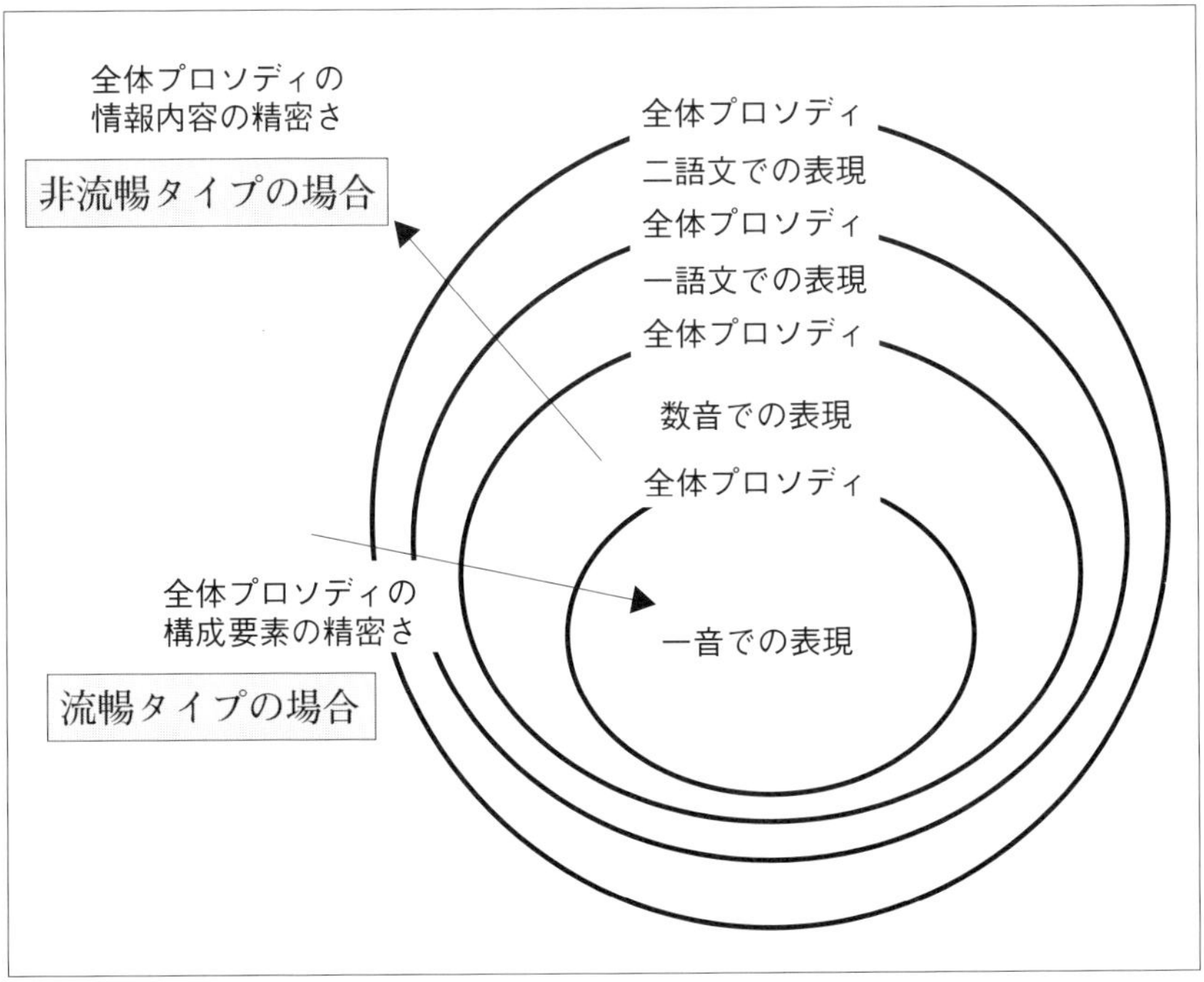

図3　言語知覚発達の方向

263-00729

STからのメッセージ

患者さんから「文字練習はしないの?」という質問を受けました

全体構造法での失語症の訓練は、音声言語である話しことばを基本としています。従って、全体構造法では、話すことができるようになるまでは、文字の読み書きの練習を行うことはほとんどありません。

患者さんからこんな質問をよく受けます。

「(本の背表紙の文字を読もうとしながら読めないという意味で)わからない。なぜ?」

あるいは

「字がかけないんだよ。字の練習は?」(もちろんここまではっきりと話せませんが)

患者さんが、「話すことができるようになりたい」と思うのと同様に「字を読んだり書いたりできるようになりたい」と思うのは当然のことです。ご家族も同様です。

こんなことがありました。話せないだけでなく仮名も読めなくなったことを心配されたご家族が、病室で患者さんに対して「あいうえお」を書き写す練習をさせていました。しかし、書き写すことはできても、読むことも自分から書くこともできませんでした。患者さんはとても苦しそうでした。それでも「(文字をさして)わからない。(書くまねをしながら)やりたい」と希望されました。

それに対して私は、「文字の練習はちょっと待っていてください。話すことができるようになってから、必要になったらやりましょう」とお伝えし、訓練では話しことばを中心に行いました。文字の読み書きの練習は一切しませんでした。

数カ月後、話しことばに改善がみられてきました。すると徐々に訓練室の本の表紙の文字が読めるようになってきました。さらに数カ月後、「先生、この間まで書けなかったけどね、書けるようになってきた。わかってきた」と言われました。

話しことばでのコミュニケーションがとれるようになると、自然に読み書きもできるようになることを、患者さん自身が自覚されたようでした。

従来の失語症訓練では、話しことばの代償手段として文字の読み書きを練習していくやり方があります。文字の読み書きは、一見勉強をしているといった雰囲気があるので「どうして文字の読み書きの練習をしないのか?」という質問が生じてくるのでしょう。

しかし話しことばの確立の前に文字の読み書きの練習をすすめてしまうと、患者さんは苦しむばかりで、読み書きも話しことばの確立も上手くすすめることができませんでした。

私たち自身は音声言語の獲得の前に文字言語を獲得してきたでしょうか? 誰とでもおしゃべりができるようになってから初めて、文字の読み書きを学んできたはずです。

話しことばを基本とする音声言語から訓練をスタートする全体構造法は、私たちの自然な言語獲得の道筋にそってすすめていく方法です。ですから患者さんには「字の練習はちょっと待っていてください。話す練習からはじめましょう」とお答えしています。

（金山　節子）

家族にできること、してもらいたいこと

この本を手にされたご家族は、一日も早く良くなってもらうために自分達はどうすればいいのだろうか、家でできることはないだろうかと思っておられることと思います。宿題があれば毎日家でやりたいと思われる方もおられるで

しょう。

全体構造法の言語治療では、それぞれの方にもっとも適切と思われる言葉や抑揚を聞き取ったり唱えたりしていただきながら、生きた言葉を知覚し体験してゆきます。型にはまった課題を繰り返すという方法をとらないので、宿題はあまりありません。またご家族が熱心のあまり〝訓練士〟となって「これは何?」「ことばで言って」などと働きかけると、ご本人にもご家族にもストレスになり、うまくいかないことがほとんどです。

ものごとがわかること（認識）とそれに対して湧き上がってくる思い（情動）、それが言葉となって相手に投げかけられる、相手から反応が返ってきてまた次の思いや言葉が湧き上がる。このようなやり取りをコミュニケーションといいますが、コミュニケーションは実は言葉だけで成り立っているわけではありません。伝えたい思いの多くは、表情・まなざし・しぐさ・声の調子その他その方全体から伝わります。長く一緒に過ごしてこられたご家族は、その方との全体を通じたコミュニケーションをもっとも得意とされているはずです。その得意とするところを生かすことが、ご家族の役割ではないでしょうか。

具体的には、まずゆっくりと時間をかけて接することが大切と思います。ずいぶん言葉が出るようになった方でも、まわりで話される言葉を理解しご自分でも話の輪に加わることは非常に困難です。理解できたか確認しながら短い言葉で話しかける、そして質問攻めにせずゆっくりと待つことで、失語症の方は安心して考えることができます。ご家族によっては、いつも筆記用具を身近に置き、絵や図、時には漢字などを書きながら話を進めるとわかりやすいと感じておられます。

また、なるべく一緒に外出したり買い物などをして共通の見聞をする中でコミュニケーションを楽しんでいる、レストランは見本や写真のメニューがあるところへ行く、予定はカレンダーを見ながら・親戚のことは家系図を見ながら話すなど、それぞれに工夫し豊かなコミュニケーションの土壌を耕しておられるご家族もあり、私たちが教えられることも多くあります。

そのような土壌があってこそ、この本にあるような働きかけが生きてくるものと思われます
（長谷川　和子）

263-00729

宿題を希望されて

ＳＴとして勤務していると，しばしば，ことばの自主練習課題（宿題）のご希望を承ります。患者さんご自身やご家族がおっしゃることもあれば，医師や看護師といった医療スタッフからそうした要望が出される場合もあります。外来通院できる回数に限りがある，院内で空き時間をもて余している，など患者さんの置かれた状況も様々です。しかし，いずれも根底に「もっと良くなりたい，良くなってほしい」という回復への熱意と希望が感じられ，訓練に協力を得られるのを大変ありがたく，できるだけお役に立ちたいと思っています。

ところで実は，宿題が話題にのぼるたび，全体構造法を模索しているわたしは，内心，複雑な気持ちも味わいます。

というのも一つには，全体構造法が重視する「聴いて話す」訓練は，もち帰れるかたちにするのが難しいからです。でもこれは，あれこれ頭をひねれば解決できない問題ではありません。わたしがこっそりため息をついてしまうのは，もう一つの理由，ＳＴとしての力不足を痛感するからにほかなりません。

全体構造法での訓練におけるＳＴの仕事は，ことばを教えることではありません。自分でことばを獲得できるよう，訓練の手段や方法を，その患者さんが最も知覚しやすい条件に設定することです。重要なのは量より質，最適な刺激なら限られた時間でも効果があがるはずです。それなのに宿題が必要なのは，訓練が足らないからではないだろうか…つまり，わたしの考えた手段が合っていないのでは？

そんな風につらつら考え始めると，不甲斐ない自分が腹立たしく，時間と労力を割いてくださる患者さんに申し訳なくて，いたたまれなくなります。

しかし最近，落ち込むだけで終わらせず，手段と評価を見直そうと考えるようになりました。これをきっかけに症状を改めて吟味し，失語症について理解を一歩深められれば，その患者さんにもっと相応しい，ひいては最適な訓練を考えつけるかもしれません！

ことばを「教える」人と見なされがちな我々STが、逆に、患者さんから「教わる」機会のなんと多いことでしょう。拙い訓練に応じてくださることに感謝しつつ、最適な刺激を目指して、我々はあきらめず試行錯誤しています。患者さんにも、訓練の主役になって、STと一緒に最適な刺激を作っていっていただきたいと願っています。

（並木　亜希）

うれしかったこと、悲しかったこと

全体構造法を行っているSTとしてうれしかったことは、今まで手も足も出なかった重度の患者さんにもアプローチできるようになったことです。今の段階に最適な訓練を見つけ出せれば、必ず次の段階に進むことができます。従って発症から時間がたった方でもまだ、少しずつでも改善されています。

昨日お会いした発症後6年目の感覚失語（言葉の聞きとりが障害される失語）の方は、「明らかによくなってる。ありがたい。でもこの先、どうなるんだろう?」とおっしゃっていました。この方は初期のころ、人の話をほとんど理解することができず、一方的にわけのわからない言葉を話されていて、本人もご家族もパニックに陥っていました。今でもまだ重度の障害はあり、「自分では話せる。でも耳が動いたり止まったり。大体はわかるんだけど、それ以上ワーといわれるとわからない。」という状態です。ほとんど一回も休まずに訓練に通われてこられています。

一方悲しかったことといえば、ある患者さんは、（この方も重度の感覚失語の方でしたが）、外来で1年間ほど通われたころ大変な事態に遭遇されました。介護に疲れた奥様が子供さんを連れて失踪されてしまったのです。大変ショックを受けられていて、とても心配な状態でした。幸い毎週来院してくださいましたが、ずっとお話をするだけで、訓練できる心理状態ではありませんでした。そうこうしてやっと精神的に落ち着かれ、生活保護を受けることになり、毎日ヘルパーさんが来るなどの社会資源も整い、やっとまた訓練をすすめようとしているとき、発症から3年近くなっていました。すると査定（適正な診療報酬請求をしているかの審査）にひっかかりだしたのです。長期に訓練をしていると過度の訓練をしているとみなされ、請求した点数が支払われないのです。しばらくは赤字のまま訓練継続しましたが、さすがに上司に点数がとれないから終了にするようにいわれ、泣く泣く終了になりました。

二〇〇六年四月の診療報酬改正で集団訓練廃止、リハビリの期間制限（脳血管障害のリハビリは発症180日）などが決められ、行き場がなくなって困っている方もいらっしゃるかと思います。こういう事態に至った根本には、失語症は短期間でプラトー（限界）になり、それ以上はよくならない、従って長期間訓練をするのは税金の無駄遣いであるという考えがあるのだと思います。しかし全体構造法を行っていて本当に感じるのは、失語症はまだまだよくなるということです。ただそれを世の中にわからせるのは非常に大変なことであることも事実です。このたび全体構造法の効果について全国アンケートにおいてもそのことが示されましたが、失語症は適切な訓練によってよくなること、それも短期間でプラトーになるのではなく、適切な訓練をすればまだまだ改善するということを訴えていかねばと思います。

（矢島　真理子）

全体構造法で訓練している施設を選ぶために

失語症リハビリ施設を選ぶ時どのように選択したらよいのでしょうか？

個人でリハビリ施設を選ぶとなると現代の情報化社会の中で、大変な作業になってきます。言うまでもなくその情

263-00729

報量の多さとそれをうまく選択するという能力が必要になってくるからです。

参考までに現在の日本の保険制度から考えると（2006年4月）、医療保険でのリハビリと介護保険でのリハビリがあります。

医療保険でのリハビリ：急性期、回復期、療養型、外来通院などで失語症のリハビリを行います。

近年は、早くから言語訓練が開始されることが多くなってきています。いわゆる急性期という時期から言語聴覚士（ST）という専門職員が治療にかかわってきているようです。

施設選択を考える場合として

(1) それぞれの施設でリハビリを受けている場合：

それぞれの施設担当の専門家と常に相談しながら決めて行くことが必要と思われます。

(2) 失語症言語訓練を受けたことがない場合：

① かかりつけ医（いつも診てもらっている病院の担当の医師）に失語症言語訓練のある病院を紹介してもらう方法があります。

② 医療ソーシャルワーカー（MSW）などのいる病院などに相談してみる方法があります。

介護保険の中のリハビリ：介護老人保健施設でのリハビリ、通所介護（デイサービス）でのリハビリ、通所リハビリ（デイケア）でのリハビリ、在宅リハビリなどでリハビリを行っています。

施設選択を考える場合

(1) 介護老人保険施設に入所している場合：介護相談員に相談してみる方法があります。

(2) 通所介護や通所リハビリを使っているが失語症リハビリを受けたことがない

あるいは言語聴覚士がいない場合：各市町村の介護保険課に相談してみる方法があります。（各市町村により若干の名称の違いがあると思われます）

(3) 在宅のサービスを使っている場合：ケアマネジャーに相談する方法があります。

次は失語症の言語訓練について考えてみます。

言語聴覚士が行う失語症の言語訓練の考え方には、①「言語の良い刺激を多量に与える刺激法」、②「障害を免れた脳神経での言語の再編成法」、③「失われた言語機能を代わりの方法（ジェスチャーや文字・絵など）で補うことを指導する代償法」などがあります。

いろいろな方法がある中でここでは全体構造法による失語症言語訓練を説明します。全体構造法は、失語症心理学や言語障害への臨床効果が国際的に高い評価をうけて世界中に導入されているヴェルボトナル法、発達心理学、現象学心理学などの研究を土台に、日本語の独自性を組み込んで開発された失語症の言語訓練です。

本法は、②「障害を免れた脳神経での言語の再編成法」のひとつですが、その再編成を「人間の自然なことば習得の本筋に沿って進める」ことによって目指します。

楽に話ができるようになることを第一とします。ゆえに十分に自然に話せないうちや聴けないうちに字を書いたり読んだりの言語訓練は行いません。

なぜなら「文字の読み書きは、話しことばという土台ができた後に学習できる」ものであって、まずは「聞いて話す」ことであり、すなわち音声言語からの習得であるからです。文字言語が先に習得されることは決してないということが、言語成り立ちの本質からいえることだからです。

また、全体構造法の訓練としてはマルバツ採点や努力を強いる訓練もありません。訓練する側からの、一方的に判断したものを教えるのではなく、失語症の方の、自らわかっていこうとする力に積極的に働きかけていきます。

このような失語症言語訓練の方法を行っている施設は、全国的にもまだまだ十分とはいえない状況です。どのような施設をどのような時期に選択するかというのは、なかなかすぐにできるものではないと思います。

それと同時に施設を選択する際の重要要素として、そこの施設で行われている失語症言語訓練の方法を知ることも必要です。なぜなら失語症の方の後の生活に大きな違いが出てくる可能性があるからです。

（藤井　加代子）

263-00729

●3● タイプ別に行う訓練の実際

それでは、代表的な失語症の例（ブローカ、ウエルニッケ失語）について、本法による訓練を紹介します。もちろん同じタイプでもそれぞれ重症度が違いますから、いずれにしても参考指針として読んでください。

ブローカ失語症の全体構造訓練

●ブローカ失語症

話せないタイプの代表的な失語症です。ほとんどの方が右側手足の片麻痺を合併しています。話しことばは、まったく何も言えない人から、とつとつと短いことばだけなら努力しながら言える人までさまざまです。話すことの困難が重症であると、泣いたりうなったりするときは声が出せても、何か言おうとすると声さえ出しにくくなる場合もあります。一般に日常の簡単な会話は理解することができます。

当然ですが、わずかの漢字以外には話したい内容をそのままメモに書いてコミュニケーションすることも不可能です。自分の意思や気持ちを表わす手段をまったく奪わ

263-00729

れた状態です。

全体構造訓練

どんなに重度であっても、話しことばから始めるのが人間の脳神経が言語習得する基本であるということが、本法による訓練の原則です。

おおまかには、**図3**（75頁）で示した全体プロソディの情報内容の精密化の方向に習得練習を進めていきます。

楽に声を出すこと

ブローカ失語の方は、まず楽に声を出すことから始めます。ことばが言えないことで、音声を出さなくてはならない場面では、言う前にすでにストレスがかかっているからです。これまで言語訓練を受けてきて、言えないまま終った方はなおさらです。本質的にこのタイプの失語症は、ことばを口に出して言っていくことに関して、ある運動から次の運動への移行がうまくつかみきれていません。何も言わない状態は呼吸運動だけですが、この呼吸運動から声を出す運動への移行も大きな困難なのです。ですから、呼吸運動から発声運動への楽でスムースな移行をまず練習すべきです。

そのためには、先に紹介した母音の運動（50・51頁）をやりながら発声していきます。まず、**表1**（48頁）で示した母音の構成要素特徴を表す運動をやりながら、その母音を発声します。このときの目的は運動とともに楽に声を出すことですから、運動に合わせて発声できれば良しとします。指導する者が「あー」と言いながら、「あ」の運動を見せます。次に失語症の方にも、同じように声を出して麻痺のない方の腕や手でやってもらいます。両腕両手が動くなら両方の腕や手でやってもらいます。

失語症の方々は、これまで身体運動しながら発声することはほとんど記憶にありません。戸惑われたり、動かさずに言おうとされたら、左腕や左手（両腕・両手）を介助して運動を誘導してあげてください。

ここで本法の身体運動のもっとも大切な注意点の二点を思い出してください。

一つは、もっとも大切なこと。①運動を覚えるのではなく、ことばをつかむため運動をすることです。

もう一つは、②「自発的な知覚は一時にはかならず一つ」なので、一つの練習の目的は常に一つにすることです。

この二つの注意点は、この段階では次のように言うことができます。

「①運動を覚えるのではなく、ことばをつかむため運動をすること」とは、指導とまったく同じ正確な運動を求めるのではないということです。身体運動とはその要素をとらえてもらうための手段です。とらえてもらえるならその失語症者のやりやすい形で納得された運動でもいいのです。そしてことば要素をとらえるためにやるのですから、しっかり運動と声が同調していなくてはならないということです。運動の準備段階ですでに声が出ていたり、声がまだ続いているのに運動が終わっていたりしては、失語症者は何のために運動しているのかわかりません。気をつけてください。

②自発的な知覚は一時にはかならず一つなので、一つの練習の目的は常に一つにすること

ここでの目的は身体運動しながら発声できるようになることが目的です。ですから、「あ――」のとき「お――」と言われても、それは目的が達成されているのです。もし「あ――」の運動をしながら、「あっ」となったら間違いです。運動に合わせて声を出すことに気づいてもらえるまで、繰り返しいろいろやってみましょう。

失語症の重さにより、最初の練習日から声を楽に出せない人も多いですが、まず楽に声を出せてからしか、ことばの練習はできません。意思どおりに声を出す自分感覚をつかむ土台が不完全のまま先に進むとすぐに停滞してしまいます。何日かかっても、かならず楽に声が出せるようになるまで続けてください。

母音練習

声が楽に出せだしたら、今度は各母音も正しくとらえられるよう目的を進めていきます。ブローカ失語は発音するのが難しいといわれていますが、口や舌に麻痺があって動かせないから発音できないのではありません。その音運動の特徴をどうやって動かしてよいか、とらえられないから発音できないのです。

それを、手や腕の身体運動という大きな運動、全身でつかんでもらうのです。「あ」なら「あ」の、ゆっくり、のびのびと大きく開いていくという運動をしながら「あ」の特徴を自発的にとらえてもらわなくては自分のことばになりません。

運動はそれが表す反対動作から開始して、際立ちを明確にしながら行う方が効果的であることは前に説明しました。たとえば、「お」の丸さを知覚するためには、単に手を丸めるだけでは丸さに気づかないこともあります。この運動は、平に伸ばした状態をしっかり作ってから、丸みを作っていく動作に移るようにします。「お」の場合は、「一部の緊張」も忘れてはならない要素であり、これがとらえられるよう肘または指の関節など一部分のみは緊張させるよう指導または介助してあげてください。

この練習段階では、単にその母音をつかんで言えるだけではなく、自分の楽な地声で、しかも長く短く、高く低く、連続しても十分言えるまで繰り返し唱えてください。

ところで、「あ」の運動を「あ」を言いながら誘導しても、もし「お」としか失語症者が言えない場合もあります。失語症者はわざと「お」と言っているのではないことは家族だったらわかっています。「お」の特徴しか自覚できていないから「お」となってしまうのです。ここでの目的は、母音を正しく言うことですから、「お」で終るわけにはいきません。「あ」の音において取り込まなくてはならない〝開放感〟や〝開くこと〟、〝ゆったり〟の要素のどれかが、まだ不十分でありとらえきれていないのです。ですから、運動をもっと広々と、もっとゆったり、もっと際立たせる…など、どうすればこれらの要素が自発的につかめるか考え、指導する運動を修正していきます。かならず、つかめる運動があります。

他の母音も同じです。

表現する練習

母音を、身体運動とともにとらえて言えたなら、次にその母音をさまざまなプロソディにのせて唱える練習をします。失語症者は音を練習するのではなく、何かを表現することばを練習していることを忘れないでください。本法はことばをとらえていく人間知覚の性質にのっとり、全体から部分へと練習を進めるというのが原則でした。母音は一音で全体表現できる音なのです。

たとえば「う」だと、「(急な痛み) うっ！」「(持続する苦痛) うーー」「(困った) うー」など、一音で言える全体表現も十分練習しましょう。「い」なら、「(質問調) いーい？」や「(返答調) いーい」「(頑張れ) いい、いい」「(驚いてうなずく) いっ！いい」「(どうでも良いよう) いーいー」があります。

一音でさまざまな表現をプロソディ、母音ともに崩れず唱えられたなら、こんどはその母音から始まる一語文練習に入ります。母音以外の音はまだできなくてもかまいません。話しことばの抑揚やリズムにのって言うよう指示しながらおこなってください。この時は、腕や手の身体運動も高さ低さ、長さを表すイントネーションに合わせ

263-00729

ていきます。

周波数調整器があるなら，このあたりから利用していきます。この段階はプロソディを第一につかんでもらいたいので低周波数帯域に設定します。周波数調整器がない場合は，プロソディ運動を十分すぎるぐらいに大きくやってください。

たとえば，「いーなあ」「いーよ」「いっとーしょう！」という練習です。何度もいいますが，復唱するのではありません。自然なコミュニケーションの抑揚で言えるようになるまで繰り返し唱える練習をします。

その後，「いーよ。いーよ。ああ　いーよ。」のように，四行で唱えていく練習に移っていきます。「い」から始まる表現がここでの目的です。一回だけではおうむ返しで終わってしまいます（一行目）。もう一度実感し自覚しながら言ってみることが必要です（二行目）。さらに，途中で妨害刺激語，ここでは「ああ」をはさんで（三行目），それでも自力でとらえたことばが唱えられる（四行目）ことが目的になります。唱えるというのは，プロソディにのって言えるということです。途中で妨害刺激が入ったら，「い・い・よ」になってしまったら，まだこの四行練習の目的が達成されていません。もう少し，繰り返し練習が必要です。

子音の練習

このような自然なことばで五母音から始まる話しことばを抑揚やリズムにのって練習していると，幾つかの子音も表出され始めてきます。ただ，これはその子音を言おうとして言えたのではありません。抑揚につられて言えているだけのことが多いのです。抑揚がないとその子音はスムースに言えません。すなわち、習慣的な流れで言えても、まだそれぞれの子音の要素はしっかり知覚できていないと判断せざるをえません。

ですから、**表2**（54頁）の子音特徴を母音練習と同じく左腕・手運動でとらえながら練習し、母音と同じく日本語のプロソディにのせながら練習すべきです。そして、その子音から始まる話しことばを言っていきましょう。たとえば、「か」音は、自分感覚の後方へ、すばやく、強く、緊張ある要素特徴をもつ音です。その要素をつかめるような身体運動とともに「か」をとらえてもらいます。

先に母音の違いをしっかり構造化してあれば、か行の全音節「か、き、く、け、こ」は同じ特徴要素の知覚でいいのです。つまり「か、き、く、け、こ」のどの音についても、一つの「か」の身体運動でやれます。

子音は、失語症者によって身体運動の導入でその要素を簡単につかめる音となかなか困難な音があります。困難な音は単純には要素がつかめないわけですから、身体運動も、それなりに要素特徴を工夫していかなくてはなりません。

たとえば、「さ」行のみどうしても知覚できなかった場合は、身体運動も単に滑らすだけでは足りないわけです。指導者が上から滑らす手を押さえ抵抗を強くしたり、かなり重い物体を押してもらいながら、「さ」の「長く強い緊張」をとらえてもらえるよう工夫してください。

子音も一語文四行で練習しましょう。これは先に示したように、「失礼します。失礼します。おさきに、失礼します。」「帰ったよ。帰ったよ。もう、帰ったよ。」のように、二行同じ文を繰り返し、三行目にまったく異なる語が入り、それでも四行目で再びその文に自力で戻って唱える練習です。

ブローカ失語の方は、次の音への移行も障害されているため、四行言っているうちに音にこだわってしまい、話しことばの土台であるプロソディが崩れてしまうことも度々あります。そうなったら、ここでも身体運動についてももっとプロソディを強調したり、聞かせる音をハミングなどプロソディのみとらえる段階に戻って繰り返してください。

自然なことば習得を進めること

この頃になると何も言えなかった重度の方でさえ、日常会話でも、挨拶や短いことばでの応答ができるようになっています。話しことばだけでなく文字の読み書きなどの改善も認められてきます。本法は、ことばの成り立ちの基礎から構造化を進める方法のため、その基礎が確立してくると、その基礎が必要だったことばの他の働き（文字の読み書き、など）の能力が必然的に改善してくるのです。たとえば、音の違いが安定してとらえられるようになってくると、音からなる単語を理解すること、名前を言うこと、文字を音読すること、文字を書くこと、などが向上してきます。

この段階で特に注意していただきたいことがあります。日常会話もかなり量が増えたといっても、まだまだ普通に話しことばができているとはいえません。ゆっくり言ったり、考えながら話していったりです。しかし、回復への家族の期待はいやでも高まっていきます。ついつい、市販されている文字つき絵カードを購入したり、ドリルを買って音読練習させたり書かせたりしたほうが、もっと早くもっと良く改善してくれると思ってしまいがちです。

せっかく、ここまで「人間の言語習得に自然に」を目指して改善できたのです。この、まだ日本語会話として不完全な段階、つまり自由に話すことが未熟な再習得途中で、突然不自然な流れを導入すべきではありません。何が不自然かというと、まだ話しことばが安定していないときに文字の読み書きをすることです。言語習得でこのようなことをする民族は、世界中さがしてもありません。みな自国語で日常のおしゃべりをし、口喧嘩できるようになった頃から、文字の勉強を始めるのです。

まだとつとつと考えながら短く話しているこの段階で、突然に文字の練習を始めるとどうなるでしょうか。傷ついた脳神経が一番苦手なのは、動き続けて消えてしまう話しことばの習得です。その障害が失語症です。失語症者にとって、そこに留まって固まっている文字は、ゆっくり考えられそうであり、間違っても消すこともでき楽に感じます。傷ついた脳はとうぜん楽な方を選んでしまいます。

つまり、波動運動体をとらえようとする努力から、一見楽そうな目で見える静止体のほうに注意が偏ってしまいます。その静止体の文字を獲得する土台がないまま、すなわち波動運動の特徴（つまり音特徴のとらえ方）があいまいなまま、文字練習をすることになるのです。これまで音波動ことばの基礎であるプロソディから練習してきて、人間らしく話せていました。それが中途半端なときに、このように不自然な方法をとりこむと、とたんに文字を読むロボットのような話し方に変わってしまいます。「おはよー」ではなく「お・は・よ・う・」とか、「しん　ぶん」ではなく「し・む・ぶ・む」のようになります。いったん楽な逃げ道を覚えてしまうと、元の自然な回復のプロセスに戻るのは、本人も家族も膨大な苦労と時間がかかります。

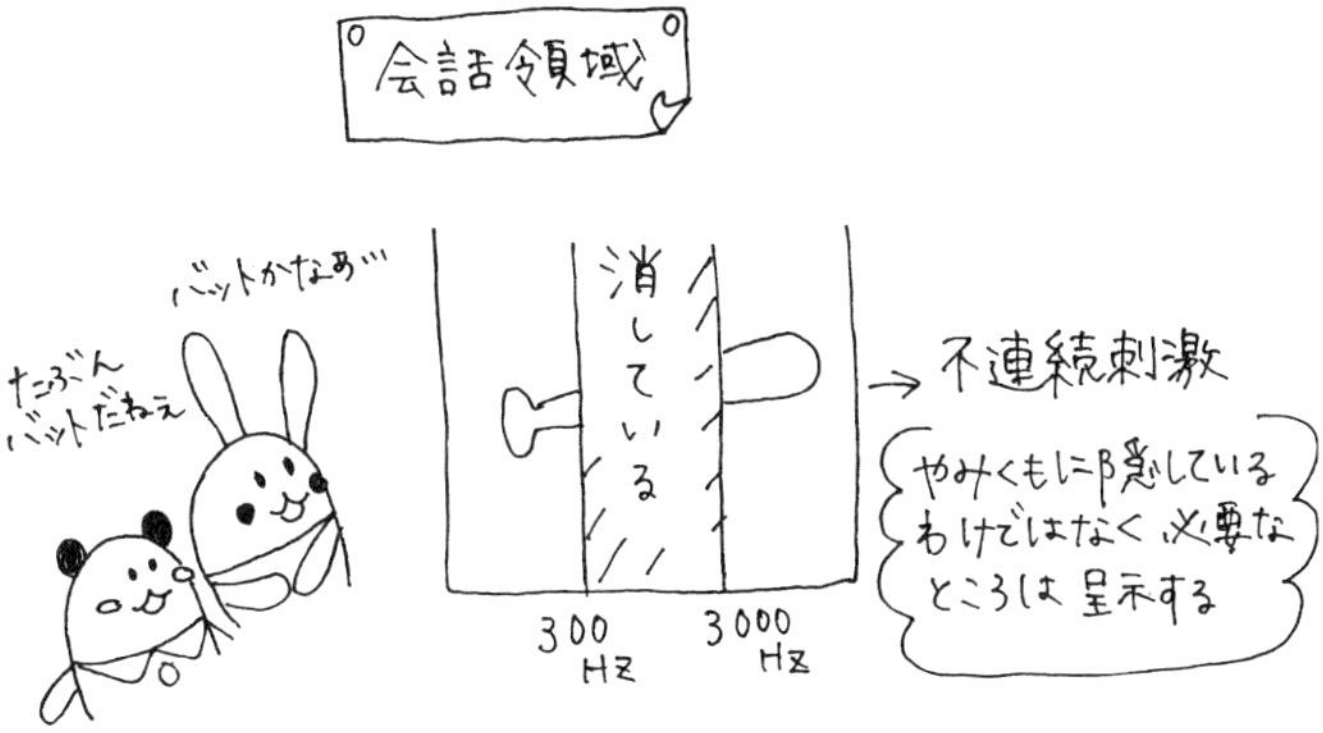

　ですから家族は誤った誘惑に負けないで、もう少し楽に話したり聞いたりできるようになるまで、「聞いて話す」当初の自然な過程をめざしてください。けっして遠回りではなく結局、一番近道なのです。

　この、母音や子音から始まる四行で唱える練習は、プロソディとともに音の区別にも注意が向くように、会話域をフィルタで減衰した（隠した）

周波数帯域で聞いてもらったほうがより効果が高くなります。これには周波数調整器（資料2参照）を用います。会話域という難しい用語を出してしまい申しわけありません。会話域とは、話しことば波動運動の中で、各音の区別が明確な周波数部分のことです。普通は500Hz～4000Hzを指します。本法では、ここでも知覚の性質を利用して、わざと隠してあることを示すために300Hz～3000Hzにフィルタをかけます。こうすることによって、音区別のほとんどをヒントだけ残して隠すことになります。このように隠されて聞くと、失語症者の脳神経は、フィルタ覆い隠された中間周波数以外の低周波数帯域と高周波数帯域だけの波動特徴を手がかりに、自発的に正確な音を探す働きをしてくれます。

ブローカ失語の方は自分で音特徴をとらえることが難しいのです。「あれあれ、えーと」と探し、家族が「ご」と最初の音を言ってあげると「あっ！　ごはん」と言えることが多いですね。でも、いつも誰かが傍にいて言ってあげることなどできません。ましてや、何を言いたいかわかっている場面ばかりでもありません。自発的に音特徴を探しだし言えるようにするのがブローカ失語症の練習では必要です。自発的に音特徴を探しだす練習が、このヒントだけ残した周波数調整器からの聞き取り練習なのです。ただし、この会話域をフィルタで隠した練習に入った後でも、プロソディが崩れたなら思い出すまで再びプロソディを際立たせた低周波数帯域に戻してください。

周波数調整器があると便利で効果が速いですが、機器がないと本法ができないのではありません。周波数調整器がない場合には身体運動で、プロソディ（これは周波数調整での低周波数帯域の情報）や最初の音運動をより強調して大きくしながら集中してもらってやってもらってください。周波数調整器も身体運動も、目的はことばの要素をとらえてもらうことです。

次にことば表現の練習は、二語文でやってみましょう。ブローカ失語の方は、音の移行が難しいだけでなく、語から語への移行も困難です。語から語の移行の仕方をまとめるのが文法といわれるものです。二語文練習はその目的を文法的な点に置いていきます。

ところで、文法というと「て、に、を、は」のように助詞を教えることと勘違いしている方がいらっしゃいます。市販のドリルもそのようなものがたくさんあります。「りんご（　）食べる。の（　）に入れる字を選びなさい」の類です。ということは、言語聴覚士でさえそのように勘違いしている場合も多いということです。しかし、「（　）に入れるのは〝を〟か？　〝は〟か？」というドリルは、音もしくは文字を選んでいるだけです。語と語のつながりを練習していることにはなりません。語と語のつながりというのは、ある語が表現文全体の中で、どういう役目なのかをとらえることです。そうでないと、「りんごを、食べよう！」と「りんごが、食べたい！」の違いがとらえられないのです。

文全体とは何度もいいますが、その文のプロソディです。そして日本語の場合、プロソディがより明確になるのは文末です。たずねているのか、断言しているのか、不

表３ー① 母音から始まる一語文四行の練習

あっち！	いやだ。	うれしい。	おだいじに。	えらい。	おちついて！
あっち！	いやだ。	うれしい。	おだいじに。	えらい。	おちついて！
もーっと	おーー	うわー	くれぐれも	うーん	まーまー
あっち！	いやだ。	うれしい。	おだいじに。	えらい。	おちついて！
急いで。	打った！	いいかも。	うるさい。	おしまい。	あのー。
急いで。	打った！	いいかも。	うるさい。	おしまい。	あのー。
ほらっ	ホームラン	あんがい。	しいーっ	もう	ちょっと
急いで。	打った！	いいかも。	うるさい。	おしまい。	あのー。

表３ー② 子音から始まる一語文四行の練習

聞いた？	ご飯か。	そのまま	しずかにー！	まいったなー。	むだだよ。
聞いた？	ご飯か。	そのまま	しずかにー！	まいったなー。	むだだよ。
ちゃーんと	もう	どうぞ	みなさーん	しかし	どうせ
聞いた？	ご飯か。	そのまま	しずかにー！	まいったなー。	むだだよ。
手伝って！	どうかなあ。	のこった！	寝坊した。	降るなあ！	わるいね。
手伝って！	どうかなあ	のこった！	寝坊した。	降るなあ！	わるいね。
ちょっと	さーて、	はっけよい	大変	よく	いつも
手伝って！	どうかなあ。	のこった！	寝坊した。	降るなあ！	わるいね。

表３ー③ 副詞を用いて述部に終わる二語文四行の練習

そのとおり！	どうしたの？	できませんよ。	嘘だってさ。	都合よかった。
そのとおり！	どうしたの？	できませんよ	嘘だってさ。	都合よかった。
いかにも	いったい	おいそれとは	案の定	ちょうど
そのとおり！	どうしたの？	できませんよ。	嘘だってさ。	都合よかった。
嫌だってば。	縁がないね。	ここだった。	安くして。	うまいもんだ。
嫌だってば。	縁がないね。	ここだった。	安くして。	うまいもんだ。
こんりんざい	しょせん	確か	なるべく	なかなか
嫌だってば。	縁がないね。	ここだった。	安くして。	うまいもんだ。

どうにもならん。	たったそれだけ？	どうぞお楽に！	ひとつまかせて。
どうにもならん。	たったそれだけ？	どうぞお楽に！	ひとつまかせて。
やっぱり	けっきょく	さーさー	ここは
どうにもならん。	たったそれだけ？	どうぞお楽に！	ひとつまかせて。

やっと終った！	まず大丈夫。	案外うまかったね。	わざわざご苦労様。
やっと終った！	まず大丈夫。	案外うまかったね。	わざわざご苦労様。
やれやれ	心配ない。	安いのに	ほんとに、まーまー
やっと終った！	まず大丈夫。	案外うまかったね。	わざわざご苦労様。

表3－④ 助詞を用いて述部に終わる二語文四行の練習

温泉だ。	振りそうね。	付き合えよ。	どんと任せて。	様子みていよう。
温泉だ。	振りそうね。	付き合えよ。	どんと任せて。	様子みていよう。
日本人なら	今にも	たまには	ここは	しばらく
温泉だ。	振りそうね。	付き合えよ。	どんと任せて。	様子みていよう。
これで最後よ。	ご飯食べよう。	いないかなー。	どうしたもんかね。	連絡あった？
これで最後よ。	ご飯食べよう。	いないかなー。	どうしたもんかね。	連絡あった？
泣いても笑っても	早く帰って	その辺に	さてさて	もう一回
これで最後よ	ご飯食べよう。	いないかなー。	どうしたもんかね。	連絡あった？
文句言いたい。	あれでいーい？	おでんあるよ。	見るのも嫌！	みがいてごらん。
文句言いたい。	あれでいーい？	おでんあるよ。	見るのも嫌！	みがいてごらん。
ひとこと	うわぎ	あつあつの	ゴキブリなんて	力いれて
文句言いたい。	あれでいーい？	おでんあるよ。	見るのも嫌！	みがいてごらん。

安なのか、などのプロソディは文末でわかるのが日本語なのです。二語文でも文末のプロソディを大切に唱えながら練習していきましょう。

最初は文末がはっきりするよう、副詞といわれるものを使ったほうが練習はスムースです。副詞とは文末の動詞や形容詞に直結し、しかも余計な助詞を考えなくていいからです。「りんりん、ぽとぽと、ぽっかり、しっとり」のような擬音語や擬態語も副詞です。

「そっと（→みてごらん）、あまり（見えないな）、そろそろ（帰ろうか！）、うっかり（忘れちゃった）」などでの、「そっと、あまり、そろそろ、うっかり」など、文末の動詞を修飾するのが副詞です。

この副詞を用いた二語文四行が自然に全体として、つまりプロソディが崩れず唱え

263-00729

られるようになったなら、最後に「てにをは」など助詞を使ったことばの練習を、やはり二語文四行でやっていきます（**表3**）。

ここでも注意は、あくまで話しことばの二語文ということです。「ご飯を食べる?」は二語文ですが、話しことばではふつう「ご飯食べる?」と助詞をつけないほうが自然です。

助詞の中でも「～が、」「～を、」「～に、」はふつうの会話では言わないことも多いので、そのほうが自然なら抜かして練習しましょう。二単語の関係がわかってくると、指導者が言わなくても、失語症者自身が自発的に助詞を入れて唱えてくれます。最初の単語が文末にくる述部とどういう関係にあるかが練習中にわかってくるからです。これがほんとうの文法の練習なのです。

表3にいくつか練習の例をあげますが、その土地の日常会話をどんどん練習に組み入れてください。

最後に

ブローカ失語の練習では何より、話しことば全体のプロソディに気をつけていってください。段階を進めていって、プロソディが崩れたなら、必ず一段前の段階に戻って話しことばをプロソディにのせて練習するようにしてください。すなわち、二語文練習でプロソディがとつとつとなってしまったら、身体運動もプロソディにして一語文練習にもどって日本語らしく話すことを思い出してもらいましょう。

ウエルニッケ失語症の全体構造訓練

もう一つの代表的なタイプ，ウエルニッケ失語症の練習についてのべていきます。

ご存知のようにこのタイプの失語症は一見，ブローカ失語より障害が軽そうに思われてしまいます。ひとつには，一般に失語症というとは，ブローカタイプのような「何も話せない」人と思われているからです。その偏った誤解の観点からみると，ウエルニッケ失語の方はべらべら話せます。そしてまたひとつには，麻痺もないか軽いため，不自由さが見えません。この当然の結果として周囲からは，悲惨さが少なそうにみられてしまうのです。

ところが，ウエルニッケ失語の方やその家族の苦労は，そのように単純に解釈できるものではありません。このタイプの失語症者は，周囲のことばが理解できないのが特徴です。それだけでなく，自分の話していることばが正しくないこともわかり難いのです。というか，間違っているとわかっていたら，誤ったことを平気で話す人ではないのです。本来が普通の人だったのですから，今も正しく理解し話していると，ご自身は思っているのです。そこがこのタイプの失語症が抱える日常生活支障の原点であり，改善への大きな足枷です。

ですからウエルニッケ失語症者は，他の人とのコミュニケーションがうまくいかず誤解やいさかいが絶えません。「他の人」とは，看護師や介護士だけではなく家族も含まれます。家族は，毎日毎日の意思疎通の悲惨さが大きなストレスとなっています。

263-00729

しかも、麻痺がないか軽いため、入院や入所もなかなか難しいのです。うまく入院・入所できても、本人自身がことばを理解していないことに気づかないため自由に勝手に行動してしまい、あちこちで問題が頻発します。そうするとなかなか長期に入院・入所を受け入れてもらえず、再び家族だけに大きなストレスがかかっていきます。

というわけでウエルニッケ失語症は、本人のみならず家族を巻き込んだ障害なのです。それなのにブローカ失語と違って、これまでウエルニッケ失語症に対する適切な訓練はまったくないに等しい状態でした。

ウエルニッケ失語

ウエルニッケ失語症者の発話の特徴は、たくさん話されることです。専門的には「語漏《ごろう》」とか「多弁」とか言われています。漏れるように多く弁舌されるという意味でしょう。ところが、話されていることばの中味は、聞いていてまったく意味がわからないことば、日本語にないことば、混ぜこぜのことばです。ですから、相手に何が言いたいのか伝わりません。しかも自分のことばの意味が伝わっていないことも本人には理解しにくく、こちらが教えてもわかりません。

失語症研究では、「ウエルニッケ失語が失うのは、物理的な音ではなく、ことば音を聞き取る（とらえる）能力である」（ルリヤ）と繰り返し指摘されています。あたりまえですが、ウエルニッケ失語症は耳が聞こえないのではありません。しかもさまざまな音を漏れるように多く弁舌されるのですから、各音を構成する要素は知っているのです。

それでは、ウエルニッケ失語症は、いったいことばの何がとらえられないのでしょうか。何がつかめないことによって、ことばの意味が理解できないのでしょうか。

理解できず、わからないことばを言って、周囲からいかに不可解にみえても本来、失語症者は正直で真面目で優秀な自発的な表現者、と考えていくのが全体構造法です。ウエルニッケ失語症者のことばも、その人がとらえることができた真実なのです。とらえた真実を言ってくれているのだと受け止めてウエルニッケ失語症者のことばを観察すると、ことば音である波動運動体のどこからどこまで、どの順番で一音としてまとめてとらえるかがわからなくなっている…ということが推測されます。

長い「あー」と短い「あっ」とが、違う音にとらえてしまっているということです。事実、物理的には違う波動だからです。「あ」という一音の波動運動について考えてみましょう。私たちのように日本語体系の学習が完成した人間は一音ととらえていま す。ところが、実際の「あ」の物理現象である波動には、さまざまな運動が含まれています。まず黙って静止した状態から言い出だそうという気になったとき、呼吸が変わり空気の波動は変化しだします。そして「あ」を言い出した瞬間の、口唇を開きにかかる動きも波動を変えます。十分声を出して言っているときはまた別の波動運動です。言い終わりに向かうとき、他の音に移るときにも、口や舌が動き波動はさらに変化していますし。一言で言うと、ことばの波動は一音を言う零コンマ何秒間内でも、それぞれ違った変化をしているわけです。

そのさまざまな波動を最初から最後まで一つのまとまりだとしてとらえられないと、「あ」を聞いても「おあえいーん」と各波動ごとに細かい音としてとらえてしまうことが可能です。このように日本語でのとらえかたを失った状態で、おうむ返しに「ねこ」を教えようとしても、「なえかうお」ととらえてしまうのです。

本人は「ねこ」を、「2音である、ねこ」ではなく「なえかうお」ととらえて聞いてしまっているので、猫という概念に頭の中で絶対結びつきません。その状態でのコミュニケーションですから、ことばの理解が悪いといわれるのは当然のことです。

この障害の病態を把握できないために、耳で聞いても理解できないウエルニッケ失語には文字で理解させるという、いかんともしがたい訓練も行われています。ところが、ウエルニッケ失語症者ご自身はしっかり聞いて言っているつもりです。ですから、何故このような幼稚な遠まわしをしなければならないのかわかりません。周囲に説き伏せられてやむなく行っても、言語訓練不信、家族不信は続きます。しかも読むときの音の範囲や並びがとらえられない、という障害の本質にはまったく手をつけないままでの文字練習ですから、すぐに限界に達してしまいます。いささかきつい言い方をするなら、ウエルニッケ失語症の根本問題と乖離した応急処置のような、とりあえずやれることをやっているだけですから当然です。

もちろん、毎日の日常生活上で必要な「もの・こと」を、わかる漢字で理解してもらえるようすることは必要でしょう。ただ、訓練や治療というのはその場の対応さえうまく切り抜ければよいことではありません。どんなときにも理解でき正しく言えるようにしていくのが訓練です。

ウエルニッケ失語症の、ことばをとらえることの根本問題を改善するために、本法ではどのように練習していくか説明していきます。

全体構造訓練

さきに述べましたがウエルニッケ失語症は、意識しないときには勝手に何を言っているのかわかり難くても、その声の流れはなめらかに話されます。そこで音やプロソディは問題ないと勘違いしてしまうレベルの方もおおぜいいらっしゃいます。でも思い出してください。必要なとき、たとえば教えられたことばを繰り返そうとしたときに言えないのが失語症です。ですからやはり、「聞けなければ話せない」という全体構造法の基本から練習していきます。

ただブローカ失語症のように、その音に移行するさまざまな運動要素を聞くことにはそれほど不都合はありません。一番大切なポイントは、音の波動の始まりから終わりまでの、どこを単位つまり一音と区切ってまとめてとらえるかということを練習することです。

母音の練習

導入はブローカ失語と同じです。各母音の要素特徴を取り入れた身体運動をその母音の発声と同時にやっていきます。

263-00729

ここでちょっと話しておかなくてはならないことがあります。ウエルニッケ失語症者は失行症とよばれる、思いどおりに身体を動かせない障害の合併も多いことです。失行症を合併していると、身体運動で手や腕を動かすのは大変で、ことばに注意がいかなくなってしまいます。こういう方の場合は指導する人が、手や腕を介助して両方またはは麻痺のないほうの腕や手を動かしてあげてください。身体運動はことばをとらえるためにやるのですから、運動が上手でなくても介助しても構いません。母音一音を一音としてとらえるためという目的がかなえばいいのです。

ただ、とらえてもらう練習の際、ブローカ失語と異なる点に注意していく必要があります。音をとらえることの問題点、すなわち構造化の障害が違っているから異なるタイプの失語症なのです。

たとえば、「あー」の練習を行う場合にも注意すべきは、運動の準備には言わなくて開始から終わりまでを一音で言うということです。「あー」というモデルに対して「うあー」はもちろん「ああ」となっても、目的の「あ」ができたと了解しないでください。ウエルニッケ失語の方は運動要素をとらえることは困難が少ないので、一音ととらえられればブローカ失語より簡単に母音は言えるようになります。もちろんかなり重いかたもいらっしゃいますから、みんながみんな簡単にできるようになるのではありません。でもここでも目標は母音を「あ」ととらえることではなく、一音としてとらえられることを目標にします。

知覚の性質③【本人が自ら自発的に行えるのは一つ】ですから、練習の目的はつねに一つです。繰り返しますが、「あー」がすぐに「あー」とならなくても、たとえば「うー」であったとしても練習目的にかなっているので、「それでいい」とすべきなのです。一音でとらえることができるようになることが目標なのです。

そして、「あー」でも「あっ」でも、一音の「あー」「あっ」と唱えられたなら、その母音で言うことばを練習します。「い」であれば、「いーい？」「いーいー」「いーいっ」「いいー」「いーいーいー」「いっ、いーいー」「いい」などを唱えていきます。

ここではせっかく「い」をとらえられたのですから「い」はくずれないように、そして次の目的である音の数が合うように注意していきます。ここで、「い」がとらえられても「いーいー」になると、「いーういーん」と後の「い」がとらえそこなるようだったら、まだ十分「い」を一音としてとらえることが安定していないことになります。「いいー」になればプロソディも崩れています。もういちど運動とともに「い」を練習し再挑戦してください。

常に土台からとらえていくのが本法です。どうしてもことばの練習の段階になる音数やプロソディが崩れるようなら、音やプロソディを明示した図を利用して唱えてもいいでしょう。この図は音の数やプロソディをとらえるためのものです。ですから文字を書き込むのではなく、「○○」「○、○」「⬭○」のようにプロソディがあっても、音の変わり目を明示する図にしてください。

母音が2～3音連続してもとらえられたら、その母音から始まる他の音が入った2～3音のことばの練習にはいります。つねに、全体構造法は全体から習得をはじめます。全体とはプロソディ部分です。プロソディ部分が話しことばの文全体を表現している土台です。

「う」だと、「うおーっ」「うった！」「うてー」「うそー？」「うふっ」「うまー！」「うまい」「うとうと」「うっかり」「うかうか」「うろろ」などです。

この練習の際、目的は一つであることを忘れないでください。すでにとらえている母音は正確でなければなりませんが、それ以外の音つまり最初の母音以外の音は、プロソディに合わせて音の数さえとらえられれば、唱えられたことになります。

ウエルニッケ失語の練習で重要なのはプロソディの中でもリズムの部分です。リズムによる身体運動でことばの切り方、まとめ方をとらえていってもらいます。抑揚に注目しようとしても、音の切れ目がわかりにくいためです。抑揚よりもリズムのほうが、音数を明確に区切って表わしてくれます。「うっかり」のときは、「♪・♪♪」と打っていきます。休止には打たずに「か」には3拍目のリズムの山が打てるよう、そしてことばの終わり「り」を打ったら音声もその音で止まるよう指導していきます。

運動は目でも確かめられますから、運動が終わっているのにことばが続いているとか、反対にことばが早口でさっと終わっているのに運動がまだ終わっていない場合は、何かおかしいことが、自分のことばに気づきにくいウエルニッケ失語症の方でも理解できます。運動することで、聞いたり話したりすることばの自分感覚も統合されていきます。ですからまだ練習していない音ができなくても、リズムどおりに運動で唱えられれば目的は達成です。

263-00729

この練習は、5つの母音それぞれしっかりやっていきます。ここがあいまいなままで決して先に進まないでください。どうしても、リズムがわからなかったら「○●○○」のようなリズムを図示して、その上を運動で打っていくとわかりやすくなります。

なお、周波数調整器があれば、この段階から慣れるためにもヘッドフォンで低周波数帯域を聞いていきます。ウエルニッケ失語症の方は、聴覚に集中することにエネルギーが費やされるため苦しいので、ヘッドフォンをあまり好まれません。最初は拒否されることもあるかもしれません。でも、それこそが障害の本質であり、聞き取っていかなくては改善していけないわけですから、少しずつ短時間ずつでも慣れていってもらえるようしてください。

子音の練習

次に、子音の練習にはいります。母音は言っている自分感覚を一番刺激し、またプロソディそのものですから、介助してでもできるだけ自分の身体でやってもらいました。

子音の場合は運動がもっと詳細になります。しかし、音要素に移行する力はブローカ失語ほどには失われていないので、無理に自分で運動するよう強制しなくてもかまいません。やりたくない場合や失行があって困っている方には無理強いする必要はありません。指導している人の運動を見るだけで音特徴はつかめていきます。むしろ建常人の場合よりも事細かにとらえすぎてしまうことのほうが問題なのです。もちろん、みずから自然にまねようとされたなら止めることはありませんが。

むしろ子音の練習の段階で絶対やってもらいたい運動は他にあるのです。それは音数を明確化していく部分です。ここは障害の本質なのでかならず自分の運動でリズムを打ってもらえるようがんばらなくてはなりません。また失行があっても、打つ運動ぐらいはそれほど負担がないようです。

そして周波数調整器を用いる場合は、この段階から、音をわざと隠して探求させる会話領域にフィルタをかけた設定にして、音もリズムもとらえていってもらいます。

子音についてもその特徴が一音としてとらえられたなら、母音と同じくその音からはじまることばを唱える練習にはいります。ブローカ失語の場合は、ことばの練習の基本が抑揚なので「ことば文」として一語文練習を行いましたが、ウエルニッケ失語の場合はここでもリズムのほうを優先します。ですから「かっこんとう」のように全体がリズムでまとまっていれば、語でもかまいません。この場合は、「○●○○」のリズムです。決して「○●○○○」ではありません。身体運動は○のところで打っていきます。

図3（75頁）の練習の方向は、全体プロソディの構成音の精密さの方向です。

ここで母音練習、子音練習でどのようなことばの練習ができるかあげておきます。

263-00729

これは一例です。各ウエルニッケ失語症の方の仕事や興味に近い身近な語句を考えてあげていってください。この一語練習はウエルニッケ失語の難しいところ，すなわち一音を一音ととらえる練習です。少し時間はかかるかもしれませんが，リズムを打つ身体運動とともにしっかり安定するまでやっておきます。それも一回言えるだけでなく自分でリズムをとらえられるよう2～3回唱えてもらいましょう。

●特殊な音と普通の音の違いをとらえる練習

ウエルニッケ失語症の場合，さらに困難な練習も行わなくてはなりません。それは，いままで無造作に，リズムの中で唱えてきた特殊な音を自覚してもらう練習です。すなわち「ん」「っ」「ー」「ある音の後の母音」とふつうの音との違いをとらえていく練習です。**表4**の例を参考にしてみてください。

「かみ」と「かんみ」，「かた」と「かった」，「かど」と「かーど」，「かず」と「かい ず」を，どれも同じ2音のリズムでこれまで唱えてきました。こんどは確実に違うものであることをとらえていってもらいます。いろいろな唱え方の方法が考えられますが，ここでは，**知覚の性質③【多量にあるより，際立っている方が知覚できる】**を利用したものを紹介します。

「かたかた　かんたん」「みかみか　みっか」「えがえが　えーが」「すかすか　すいか」のようなことばを唱える練習です。「かたかた　かんたん」の「かたかた」は無意味です。「かんたん　かんたん」と繰り返すより，無意味と意味を組み合わせた方

表4　特殊な音を自覚してもらう場合の手本例

頭音	その音の練習	その音から始まる語の練習			
あ	あっあっ	あれっ	あれー！	あれあれ	あれまー
	あー	あっと	あとあと	アート	あととり
	あーあー	あまい	あっまーまー	あいまい	あんまり
い	いーい	いった	いたそー	いたっ！	いったったった
	いー	いーな。	いーなー	いなか	いなかった
	いーいー	いーか？	いーかげん	いかが？	いっかげつ
う	うっ	うそー	うそうそ	うそっ	うそだ。
	うー	うって	うてー	うてん	うんてん
	うーうー	うまー	うまうま	うまれ	うまかった
え	えー！	えーよ	えーよー	えんよー	えーよん
	えっえっ	えーい	えい	えいえい	えいえいおー
	えーえー	えっさ	えっさっさ	えっさっほい	えんえんさ
お	おっ	オッケー	オーケー	おけーこ	おけさ
	おっおっ	オーレ	おれ！	おれい	おれた
	おーい	おやっ	おやおや	おーや	おやまー
か	かっ！	かっぷ	かーぷ	カンプー	カップル
	かーかー	かっこー	かんこー	かっこいー	かっこんとー
	かーん	かーる	かるい	かるがる	カルカッタ
き	きー	きた！	きった	きーた？	きたい
	ききー	きまま	きまり	きまった	きーまん
	きーん	きらっ	きらきら	きーら	金襴
く	くっくっ	くたっ	くたー	くたくた	くったり
	くくっ	くるっ	くるくる	くるり	くるま
	くーく	くたっ	くたー	くたくた	くったり
け	けっ	けっこー	けーこ	けっこん	けーこーとー
	けーん	けむい	けむり	けむー	けむし
	けんけん	けさ	けんさ	けーさつ	けーさん
こ	ここ	こわい	こわーい	こわー	こわごわ
	こーこー	こーい	こいこい	こいしー	
	こーん	こっち	コーチ	こちら	コチコチ
さ	さー	さいこー	さーいこー	さんこう	さんこーしょ
	さっさ	さむー	さむさ	さーむい	さむざむ
	さーさー	さか	サッカー	さかさ	さんかく

頭音	その音の練習	その音から始まる語の練習			
し	しっ	しーみ	しんみ	しみじみ	しみん
	しー	しぶい	しぶしぶ	しぶちん	しんぶん
	しっしっ	しかって	しかし	しっかり	しかも
す	すーすー	すっぱい	すっぱー	スパーック	すーぱー
	すすっ	すごい	すごー	すごす	すごすご
	すーい	すてっ	ステキ	すてっき	すてーき
せ	せっせ	せまー	せまーい	せまった	せんまい
	せーせー	せっかく	せっかち	せかせか	せーかい
	せっせっせ	セーコー	せこせこ	せこい	セコム
そ	そー	そーよ	そよそよ	そーよー	そんよ
	そーそー	それっ	ソレソレ	それだ	それから
	そーお	そーだ	そーだなー	そんだ	そーだん
た	たった	たーめた	ためた！	ためた	たんめん
	たたった	ったく	たんく	タクシー	たくさん
	たーん	たま	たまたま	たましー	たまった
ち	ちっ	ちっぷ	ちーぷ	ちんぷん	ちちんぷいぷい
	ちーちー	ちーさい	ちっさっ	ちーささ	ちっさい
	ちっちっち	ちかっ	ちかちか	ちかい	ちかーい
つ	つっつっ	つき	つつき	きつつき	つきっきり
	つーい	つまり	つましー	つつましー	つまった
	つんつん	つやっ	つやつや	つややか	つやっぽい
て	てってー	てき	てきとー	てんき	てってーてき
	てーん	てめー	てんめー	てーめー	てーめん
	てんてん	てーし	てんし	てんしん	てっした
と	とーとー	トマト	とんま	とまって	とまれ
	とっと	とーく	とくい	とくとく	とっくに
	とっとと	とぼっ	とぼとぼ	とぼん	とんぼ
な	なーなー	なんと	なっとく	なんとか	なっとう
	なー	なんだ	なーんだ	なんだか	なんだろー
	なっ	なーに	なになに	なにを？	なにー
に	にっ	にこっ	にこにこ	にっこり	にっこう
	にー	にーさん	にっさん	ににんさんきゃく	におーさん
	ににん	にっぽー	にっぽん	にっぽり	にんぽー
ぬ	ぬっ	ぬっと	ぬーと	ぬいとり	ぬいいと

263-00729

頭音	その音の練習	その音から始まる語の練習			
	ぬーぬー	ぬるい	ぬるー	ぬるぬる	ぬるん
	ぬぬっ	ぬくい	ぬくー	ぬくぬく	
ね	ねー	ねむー	ねむーい	ねむけ	ねむった
	ねっ	ねば	ねばねば	ねばっと	ねばっこい
	ねっねっ	ねっき	ねんき	ねんきん	ねいき
の	のーのー	のしのし	のっしのっし	のっしり	ののしり
	のっ	のそのそ	のっそのっそ	のーそん	のっそり
	のん	のった	のたのた	のーたん	のんたん
は	はー	はーと	はっと	はと	はんとし
	はーはー	はやー	はやばや	はやーい	はやく！
	はっ	はーい	はいはい	はい	はいしゃ
ひ	ひーひー	ひどい！	ひどっ	ひどーい	ひんど
	ひっひ	ひろい	ひろびろ	ひろーい	ひろった
	ひひーん	ひっと	ひーと	ひとーつ	ひとり
ふ	ふーっ	ふつー	ふつふつ	ふつごー	ふつか
	ふーふー	ふかー	ふかふか	ふかーい	ふっかふか
	ふんふん	ふっと	ふと	ふとん	ふふっと
へ	へー	へーき	へーきん	へきへき	へんきん
	へーへー	へーか	へーかだ。	へんか	へんかん
	へっへっへ	へなー	へなへな	へんな	へんなの
ほ	ほー	ほしい	ほし	ほしいなー	ほんしん
	ほっ	ほんと？	ほっと	ほんとう	ほとんど
	ほーほー	ほっか	ほっかほか	ほっかいどー	ほんかく
ま	まっ	まーだ	まだまだ	まだよ	まんまと
	まー	まーる	まるい	まるまる	まんまる
	まーまー	まてー	まってー	まってて	まてまて
み	みーみー	みて	みてみて	みてて	みてごらん
	みみ	みっか	みかん	みんかん	みんか
	みーん	みなみ	みんな	みなさん	みなみな
む	むっ	むり	むりだ	むりむり	むりだった
	むむっ	むかーし	むかむか	むかん	むいか
	むー	むっつ	むっつり	むっつよ	むつり
め	めっ	めし	めーし	めめしー	めーしん
	めー	メーカー	メカ	めんか	めっか

263-00729

頭音	その音の練習	その音から始まる語の練習			
	めっめっ	めーたー	めためた	めったに	めんたいこ
も	もー	もーいー	もーいーよ	ももいろ	もーいーか
	もーもー	もっと	もともと	もっとー	もっとも
	もんもん	もった？	もたもた	もったり	ももたろー
や	ややっ	やばー	やばい	やばん	やいば
	やー	やっき	やきん	やきいも	やきやき
	やっ	やめ！	やめー	やーめた	やめよー
ゆ	ゆーゆー	ゆーら	ゆらゆら	ゆーらん	ゆらら
		ゆめ	ゆーめー	ゆめゆめ	ゆーめー人
		ゆき	ゆーき	ゆきき	ゆきゆき
よ	よー	よーい	よいよい	よーいどん	よいしょ
	よっ	よろっ	よろよろ	よろしー	ヨロン
	よーよー	よっか	よかった	よーかん	よかん
ら	らららー	らっぱ	ららっぱ	らっぱっぱ	らんらんぱっ
	ららっ	らっく	らくらく	らくだった	らくちん
	らーん	らっかー	らんかん	らかん	らいか
り	りりりー	りっぱ	リンパ	りっぱね	りっぱだよ
	りーん	りっかー	りかい	りんかーん	りんりんかんかん
	りんりん	りす	リース	リリース	りっすー
る	ルー	るるん	るんるん	るるんるん	るーるだよ
	ルルー	るす	るすばん	るすだった	るすみたい
	ルール	るり	るりちょう	るりいろ	
れ	れっ	レース	レースカー	レッスン	
	れーれー	レター	レンタカー	レンタル	レターセット
		レッカー	れんかん	レッカーシャー	れんたん
ろ	ろーろー	ロック	ろくに	ろくろく	ロクスッポ
		ローマ	ローマ字	ロマンス	ロマンチック
		ろーか	ロッカー	ろーろーと！	ろっかげつ
わ	わーわー	ワーク	わくわく	ワクチン	わくらば
	わっ	わった	わたし	わんたん	わたがし
	わーん	ワッカ	わかる？	わからん	わかった

263-00729

表5　特殊な音の有無をとらえてもらう

ろかろか　ろーか ろかろか　ろっかー	ほきほき　ほーき ほきほき　ほんき	へきへき　へーき へきへき　へーきん
ことこと　コート ことこと　こんと ことこと　ことん	そだそだ　そーだ そだそだ　そーだん そだそだ　そんだ	こちこち　こっち こちこち　こっちん こちこち　コーチ
そだそだ　そーだ そだそだ　そーだん そだそだ　そんだ	てきてき　てんき てきてき　てっきん てきてき　てーき	しけしけ　しっけー しけしけ　しけん しけしけ　しんけん
みかみか　みかん みかみか　みんかん みかみか　みっか	すかすか　すいか すかすか　すかん すかすか　すーかい	おしおし　おいしい おしおし　おんしん おしおし　おしん
よかよか　よいか よかよか　よーかん よかよか　よーかい	ねきねき　ねっき ねきねき　ねいき ねきねき　ねんきん	かたかた　かった かたかた　かいたい かたかた　かんたん
けさけさ　けーさん けさけさ　けっさん けさけさ　けんさ	けとけと　けーと けとけと　けんとー けとけと　けっとー	はとはと　はっと はとはと　はーと はとはと　はんとし
がぜがぜ　がーぜ がぜがぜ　がぜん	あずあず　あんず あずあず　あいず	おきおき　おいき おきおき　おーきー
やとやと　やっと やとやと　やいと やとやと　やっとこ	りぱりぱ　りっぱ りぱりぱ　りんぱ	さばさば　さいばん さばさば　さんばん さばさば　さいばい

が「簡単」という意味が際立って気づきます。特殊な音があると意味があることに気づいてもらい、特殊な音の有無をとらえてもらうのです。例を表5に掲げておきました。ここではもう、母音、子音一音一音がとらえられている段階なので、最初の音は自由にしてこれら特殊な音の練習にのみ集中していきます。

このときの身体運動は、この特殊な音が加わっていること、さらに特殊な音が加わっても一音でリズムになっていること、をとらえるためのものでなくてはなりません。その特殊音の特徴があり、その特殊音の有る無しで音が違うことがわかるような運動なら何でもかまいません。たとえば、「ん」は身体をもう一回打つ。「っ」は手をしっかり握って声を止める。「ー」は打った手を引き伸ばす。「後の母音」では手を高く上げるなどです。運動は別にこれでなくてもかまいませんが、自分で違いがわかるようにします。

運動が理解できない場合は、やはり図を使っていきます。「ん」は「○•」、「っ」は「○×○」「ー」は「⬯」、「ある音の後の母音」は「○◦」のようにそこを打っていきながら音の違いを確認していきます。「かんだ」なら、「○•○」ですが。「○•」はすばやくうたなくてはなりません。「○●」ではリズムである全体が崩れてしまいますから注意してください。そして図の上で何をやっているか、すなわち何をとらえないといけないかがわかってきたら、身体運動に移してやっていきましょう。

この課題も、唱えるように数回やってもらったほうがよいのです。

これと並行して最後にブローカ失語のように、四行にして三行目に邪魔なことばを挟んでも、とらえられるような練習もしてください。

たとえば、「勝ったよ。勝ったよ。さいご に 勝ったよ。」のようにです。ウエルニッケ失語の方は、ことばを覚えておくことにも障害がある方がいらっしゃるので、最後にやはり二語文の四行でも唱える練習をしましょう。ブローカ失語のところで紹介したような四行唱える練習です。この練習段階では、意味のほうが重要になってくるので、抑揚プロソディでも音数が増えないよう、十分唱えていきます。

●最後に

全体構造法の基本概念は、**言語習得も再習得もその基本は話しことばである**と考えることです。どのように失語症が重くても、反対に軽そうにみえても最初に、日本語プロソディでことばをとらえて言える練習からはじめます。それも人間の脳神経の働きである知覚の性質に沿って練習もすすめていきます。話しことば波動運動の要素特徴を、腕や手の運動をともなって自分自身と共鳴させながらとらえていくのです。

思い出してください。言語の習得は本来楽しいものなのです。どの子どもも、落ちこぼれもなく苦労せず自国語を習得できたのは、習得そのものが楽しいからです。言語習得の楽しさとはブラブラ遊んでいる楽しさではなく、今までとらえられなかったことばの要素に気づきとらえることができるようになる楽しさです。人間が本来もっている、向上の楽しさなのです。

本法の練習はことばの自然な習得過程を追っていくのですから、子どもが知らず知らずのうちにことばを習得していくように、楽しくやれなくてはなりません。もし練習中、失語症の方が苦しそうだったり、暗い顔で悩まれたら次の点を確認ください。一つは、練習段階がその方に合致していないのではないだろうかということです。難しい段階の練習をしているのではないだろうか、ということです。もう 一つは、練習でとらえてもらおうとすることばの要素を多く要求していないだろうか、です。段階が難しいと思えたら一つ前の段階に戻って練習しましょう。そして、何を目的に練習しているかを振り返り、それ以外の要求をしないようしていきましょう。とらえる練習は、すべてことばの土台から始めて一歩一歩、進めていくのです。土台が不完全であったり、一度に二〜三歩要求したりすると、失語症者が苦しみながら行うお勉強になってしまいます。人間の知覚の性質に合っていない要求だから、そうなってしまうのです。

失語症者も、自発的に気づいてとらえられるようにしてあげれば、自分の力で言語の構造化が進められるのです。かならずことばを取り戻せるのです。周囲が勝手に良かれと思い込んでいる訓練法を強要することはしないで、もっと失語症者内面の人間として向上できる力を信頼してあげていってください。

失語症になって施行される検査

「『ご気分はどうですか？』『お名前は何とおっしゃいますか？　言えますか？』『おとしは？』『今日は何月何日でしょう？』『ここはどこかわかりますか？』とか何とか、何度も何度も聞かれたんだ。」とある患者さんがおっしゃいます。救急車に乗せられるときばかりではなく、病院のＩＣＵ（集中治療）室に入るとき、一般病棟に移るとき、転院したときなど、ベッドが移るたびごとにうんざりするほど聞かれたそうです。

そんな混乱の時期を潜り抜け終わらないころにリハビリが開始され、言葉の不自由がみられる方には、もう少し詳しい検査（失語症が疑われる場合には失語症の検査）を受けていただくことになります。検査自体は好まれることがあまりないようですが、症状全体の大まかな把握をしてコミュニケーションのとり方に役立てるためにも、また言語聴覚士が言語のリハビリ方針を立てるためにも必要なものです。

失語症検査の中でも最も広く使用されているものに「標準失語症検査」（ＳＬＴＡ）があります。内容は５つの大項目（聴く・話す・読む・書く・計算）と２６の項目からなっています。

例えば 聴く という項目では、読み上げられる単語名や短い文を聞いて該当する絵や文字を指したり、目の前に並べられた物品を指示された通りに動かす問題が出ます。ここでは話し手の表情やジェスチャーなどのヒントがなく、意味的に関連した状況から切り離された状態で「言葉そのもの」をどの程度正確に理解することができるかを見ようとします。

また話すという項目では、絵を見てそのものの名前を答えたり、何をしているところの絵なのかを動詞を使って話したり、簡単なストーリー絵の説明をしてもらったりします。単語や文を聞いたとおりに模倣して言ってもらうものもあります。仮名と漢字で書かれた単語や文を声に出して読む問題もあります。限られた時間内に、特定された言葉をできるだけ多く列挙していく問題もあります。どんな言葉なら模倣しやすいのか？ 音読は難しいのか？ 説明するのはどのくらいなら可能なのか？ など、言葉の言いやすさや言いにくさを見ようとします。

その他に文字の読み書きや筆算問題があります。一見取り組みやすそうに思える検査でも、失語症の方にとっては集中して答えることを要求されるので疲労しやすいものです。ですから短時間で一気に終えることはありません。何回かに分けて施行されます。もちろんご本人の承諾を取ってから始められます。終了後にはご家族へ結果の説明もありますので、失語症理解のためのヒントを得ることができます。

（猪熊　邦子）

失語症検査でわかること、わからないこと

現在、失語症検査として広く使われているものにはいくつかのものがあります。これらの検査では「聴く」「話す」「読む」「書く」のそれぞれのことばの能力を調べます。実際、検査場面よりも日常生活でのほうが、もっている最大限の言語能力を発揮できる方もいれば、そうでない方もいます。

これは限られた時間内に、いつもと違う特別な環境で行われるものですから、その方の言語能力を失語症検査だけで、すべてわかろうとするのは無理な話です。

また、失語症との合併症がある方もいれば、認知症や高

次脳機能障害などで結果が低下することもあるからです。
　それでは、検査場面で患者さんが正答できなかった反応例を挙げてみます。

検査課題例 1 『聴く：単語の理解』…耳で聞いたことばをどれだけ理解できるかをみる課題。「（この6枚の絵の中で）猫はどれですか」と言って、選んで指さしてもらいます。

●Wさんは、絵カードを1枚ずつ指さして何か説明を始めました。「要するに心配の点に間に合えば……」話している内容は聞いてる側にはまったく理解できません。検査者の指示がまったく理解できない状態で、指示されていることの理解ができていません。⇓聞いて理解する能力の障害が強い**ウェルニッケ失語**です。

●Sさんは「（猫は）ありません」と自信満々に答えました。提示した右側の絵カードが見えていませんでした。⇓右の視野のものが見えない**同名半盲**という視野の障害があります。

検査課題例 2 『話す：呼称』…絵を見て物の名前を言ってもらう課題。ちょうちんの絵を見せて「これは何ですか？」と質問しました。

●Bさんは「ち、ちゅ、ちょちょ・ち・ん」とてもぎこちないことばの発し方で、日本語らしい抑揚がなく、まるで外国人の人が話しているようでした。⇓話すことに強い障害を来たす、発語失行という症状を伴った**ブローカ失語**です。

●Iさんは「ん〜なんだったけな〜、あ〜あの…」名前が出てきません。Iさんは、ここ半年くらい自分のいる場所がわからなくなってしまったり、物忘れなどの症状が出ていました。⇓人や物の名前が出てこない**認知症**があります。

　同じ検査で同じように正答できないという結果であっても、反応や誤り方、その誤る理由は違います。その他、正しく答えることができても、義歯をはめていなかったり、口や舌に麻痺が起こったせいで、音が歪んでしまい、発音が不明瞭になること（**構音障害**）もあります。
　失語症がなくても結果が低下することはありますし、一言に失語症といっても、タイプや重症度によっても反応は様々です。ですから結果のみを見て「この方の結果は、聞く部分の課題が低下しているので、聞くことに障害を来たすウェルニッケ失語です」と、言い切ることはできません。だって、難聴があって相手の言うことが聞こえなくても、視覚や視野に障害があって示された絵カードが見えてなくても、結果は低下するのですから。

結局、失語症検査の結果からだけでは、その方の失語症の有無、状態はわかりません。結果からは見えてこない、検査を行なったときのその方の反応や誤り方を観察していくことで、失語症のタイプや症状、言語能力が見えてきます。

失語症訓練を行うためには、失語症検査を含めた評価は絶対に必要です。それがなければ、適切な訓練そのものを行うことができなくなってしまうからです。その手立てになるのが失語症検査です。失語症検査が、言語訓練の始まりです。

「さあ、テストされる！」と硬くならず、肩の力を抜いて検査に臨んでください。

（鳥居　智子）

自分のタイプを知っておくこと

発症後何ヵ月も経っているのに、なぜ自分はしゃべることができなくなったのか理解されないまま転院して来られる患者さんにたまに出会うことがあります。「失語症だから、どうせ言ってもわからない」と扱われてこられたのでしょうか。発症から一度も説明がなされなかったわけではないのでしょうが、ご本人にわかるかたちでなければ説明したことにはなりません。このように当事者の主体が尊重されないで主体性や積極性が生まれるはずはなく、実際そうした患者さんは、大変な不安を抱えリハビリに拒否的でさえあります。

263-00729

もっとも、これは極端な例で、多くの患者さんはご自身が失語症であることはご存じです。しかし、失語症のタイプを知っているかとなるとどうでしょうか？　その数はうんと減るのではないでしょうか。

脳損傷の部位や大きさは患者さんそれぞれによって異なるために、失語症の症状も一人ひとり少しずつ違ってきます。しかし共通の症状を捉えることで失語症はいくつかのタイプに分けられます（タイプについては本書の72〜73頁、85頁〜、に詳しい説明がありますのでご覧下さい）。そして、症状をきちんと把握すればどの失語症のタイプかは自ずから定まりますし、タイプが異なれば訓練の仕方も変わってくることはいうまでもありません。したがって失語症のタイプがわからないままに訓練が進むということは本来、ありえないのです。ですから、ご自分の失語症がどのタイプなのかを知った上で訓練に臨んでいただきたいのです。

もちろんＳＴが失語症のタイプ診断に迷うこともあります。特に発症初期や失語症が軽度な場合には、しばしばタイプ診断が困難です。ここで、診断したタイプに従って訓練を進めても症状が改善しない場合は、その訓練方法が間違っているということになります。このような場合は、タイプ診断および訓練の組み方に修正を加えていきます。全体構造法では、答えは全て患者さんの反応の中にあると考えるのです。

ＳＴはこうした取り組みと同時に、患者さんに対して「どういう症状に対してどのようなアプローチをしようとしているのか」を説明する義務があります。もしも、そのような説明がないままに訓練が進められているのならば、どうぞ患者さんは遠慮なく担当者に尋ねてみてください。ご自分の症状や目的もわからないままにただ訓練を受けているという受け身の態度からは、リハビリに対する積極性は生まれてこないでしょうし、それは決して望ましいことではないからです。

私はここ数年、カナダで高次脳機能障害の人たちが、発症後、どのように自己を再構築していくのか調査してきました。そこで出会ったカナダの当事者たちは、自分たちの症状を専門用語を用いてきちんと説明することができます。これには少なからず驚かされました。でも、そもそもリハビリの主役は当事者ですし、専門用語を専門家だけのものにしていてよいはずはありません。見習いたいと思いました。そして患者さんにもぜひ見習ってほしいと思います。なかでも失語症タイプは治療の根幹に関わることですから、それを知っておくということは、より協力的なリハビリを進めるうえでも大切なのです。「失語症のタイプを自分で知ることは、失語症リハビリの第一歩」と言っても過言ではないでしょう。

（中塚　圭子）

施行された検査で「うまくことばが出なかった」と悩まなくていいのです

発症して入院すると実にいろいろな検査を受けることになります。脳梗塞、脳出血、脳腫瘍など脳に関わる疾患では、ＣＴスキャンやＭＲＩなど直接脳の状態を調べる検査があります。そのほかにも認知や行動に関する検査も行われるのが普通です。周囲の状況をしっかり認識して適切な行動がとれるか、話を聞いて理解し、言いたいことを言葉で表現できるか、日常生活上のことをすぐに忘れてしまうようなことはないか、計算はできるか、など健康なときは意識せずにごくあたりまえにしていることが「高次脳機能」として問われるのです。ことばを使う能力も高次脳機能の重要な一部です。

よく使われる高次脳機能の検査はいくつかあります。ここで失語症の方にとっては大きな問題が出てくることがあります。それは、多くの検査がことばを使って、ことばを媒介として行われるということです。数分から十数分程度の短い時間に、ベッドサイドや診察室で検査が行われる場合、口頭で質問し、それに答えてもらうという形式が一番手軽なのです。

たとえば長谷川式スケールという認知症の検査は、９つの項目のすべてが、耳から聞いた質問、問題に声を出してことばで答える形式です。「お歳はいくつですか。」「これから言う3つのことばを言ってみてください。」など。ほかの検査でも、聞いたことばは理解できる、言いたいことを言えることを前提にしているものがほとんどです。

聞いたことがわかりにくい、言おうと思ってもなかなかことばがでてこない失語症の人にとっては、最も苦手なことを求められるのです。当然心理的なストレスも加わるでしょう。ごく軽度の失語の方でも答えられない項目が多くなってしまいます。またことばで答えなくともよい検査も、検査の手順などはことばで説明されるので、やはり失語の方には不利になります。

このように失語症の方が検査を受ける場合には不利な面があるのですが、結果や得点について心配することはありません。高次脳機能に関連する検査の担当者は失語症の知識ももっているのが普通です。検査の様子から失語があるかもしれないと気付いたらほかの情報、データをみて総合的に判断、評価するでしょう。うまくことばが出なかったと思い悩んだりしないでください。


（平　明子）

Iさんの訓練回想記

私は左被殻出血（脳内出血）で入院。3日目よりリハビリテーションが始まった。

その時、言語聴覚士の先生より説明された障害の内容は「失語症軽度」（軽度ブローカ失語　発語失行が主症状）「特に話し言葉の障害が中心で、話そうとすると発音や調子が乱れて不明瞭になる言語障害」ということであった。

◎「となえうた」でのトレーニング
何ということもないありふれた言葉の羅列…これが喋れない。特定の発音の語句が喋れないのだ。情けない。

そこで先生が、正しい発音のできない語句は2拍子のリズムを取り入れて発音することを指導してくれる。次いで

263-00729

手で大きくリズムをとることをアドバイスしてくれる。すると、うまくないにしても何とか喋れた。リハビリを開始した直後で脳の障害がまだ落ち着きをとり戻していないせいか、暗記したつもりの言葉をすぐに忘れてしまう。そこで担当のST先生、私がふてくされないように、目先を変えてくれる。チョット息抜き、世間話。そして再度「となえうた」にチャレンジ。

そんなこんなで次の課題は「となえうた」を自分で新たに作るといったトレーニング。

先生の出した課題に沿った言葉を口に出して話をしてみる。発音がダメだとかリズムが悪いとかボロクソに言われても、そのときの会話のキャッチボールはとてもおもしろいものである。

◎会話形式（質問-応答形式）でのトレーニング。

自分の興味のあることを問われ、自慢げにそれを先生が理解できるように話す。それも自分の発音がおかしいと思えば何度もその言葉に気をつけ、そしていつの間にか手で拍子をとりながら行う。最後には先生とのやりとりが漫才のようであり、会話が面白く、おかしく、こうなると会話することが楽しくてしょうがない。

会話をアドリブで行うため、話の内容をすぐ組み立てなければならない。眠っていた脳を無理やり起こさなければ……。トレーニングは強制されてするものではなく、自分から進んで参加するものであることをつくづく実感した。

◎「花鼓」を利用したトレーニング。

1・2・4行目が同じで3行目が異なる「4行となえうた」でトレーニング。周波数を変化させてあるので何を言っているのか皆目見当も付かず、大の苦手だった。

あつあつ　スープ
あつあつ　スープ
ふーふー　ふーふー
あつあつ　スープ……

答えを聞いて納得するが、再度試みてもまったくわからない。…スラスラいえるようになった今考えると、わからない理由は一体何だったのだろう?。

趣味・興味を刺激しながらのトレーニングはとても面白く興味のわくものであった。

263-00729

今も練習している、「きたかぜとたいよう」。今も口ずさんでいる、「らりるれろ、だでど、ざじずぜぞ…」。

＊

担当ＳＴから一言…

「訓練はライブだね。掛け合いが楽しかった」と嬉しいことばをいただいた。

失語症は改善して、営業職に復帰されたＩさんですが、発語失行が少し残っているため、「まだ舌がよくまわらない」と日々、自己トレーニングに励まれています。

Ｉ氏（失語症の方）

263-00729

●4● 全体構造法はこんな言語障害にも有効です

機能性構音障害

●機能性構音障害とは…

「来年、小学校に入学するのだけど、まだ、さしすせそが言えず、さかなのことをたかなとかちゃかなと言っているので心配だ」などといった相談がしばしばあります。「発音の異常」のことを専門的には「構音障害」といい、多くの場合、脳、喉、口、舌、耳のなんらかの異常が原因となります。一方、そうした異常がないにもかかわらず、誤った構音が習慣化したり、一定の年齢になっても構音が未発達な状態のお子さんがいます。相談例のような場合ですがそれを、機能性構音障害と言います。「赤ちゃんことば」とも言われています。

通常、人間の発達過程のなかで、構音は小学校就学前の5歳過ぎに完成します。人にとって当然とされている「話す」という運動は、実は、口や舌や喉を巧みに動かしてつくり出す、とても繊細な運動です。このため母国語の音を正確に出せるようになるには、誕生からおよそ5年以上の歳月を要します。このように難しい構音運動ですから、完成が遅れる子どもさんも珍しくはなく、幼稚園や保育園の年長クラスに一人や二人はいるものです。

誤り方もそれぞれで、こんな誤り方をします。

・口から出す音を鼻に抜いて出す（鼻腔構音）：イ行音などが「ん」に近い音になる。

・サ、ザ行、タ、ダ、ナ行音は口の前方、歯や歯茎の位置で舌先を使って出す音が誤って、舌を後方に引き、口の奥や上方の口蓋の位置で舌背を使って出して、カ行、ガ行のような音になる（口蓋化構音）：

タ行→カ行　おとうさん→お**こ**う**か**ん

ダ行→ガ行　だめだよ→**が**め**が**よ

・喉（声帯や仮声帯）を締めて咳払いのような音になる（声門破裂音）：

かえろうか→**あ**えろうっ**あ**

・子音を省略してしまう：カ→ア（ka→a）

訓練時期など

小学校就学前後までに、正しい構音を習得できない場合には訓練を開始したほうがよいでしょう。小学校に就学し、文字学習が始まると、誤った構音どおりに書いてしまったり（書字の間違え）、「発音がおかしい」とからかわれたりすることが心配されます。

ところで、機能性構音障害を治す構音訓練には30年以上の歴史があります。従来から行われている方法は、口や舌の位置を意識させる訓練や誤り音と正しい音を聞き分ける訓練などです。目的とする正しい音を導くと、次に単語。単語も語頭から始めて（例：さかな）、次に語尾（かさ）、そして語中（やさい）と進め、単語の次は文、文章で言えたら会話で…そして、次の目的音（例：さの次はそなど）と系統的に順を踏んでいきます。このために、非常に時間がかかり忍耐が必要で訓練が1年以上、かかることが多いようです。

全体構造法で構音訓練を始めましょう！

機能性構音障害は発達の過程でなんらかの音を聞き違えたり、舌の運動を誤っただけですから、全体構造法でもう一度しっかりと構造化していきましょう。身体リズム運動で微細な運動を大きな運動にかえて、日常頻繁に使うことばを〝となえうた〟にして繰り返し唱えれば、簡単に習得できるのです。

私たちの病院の統計では、訓練開始年齢は、平均6歳3カ月で、1つの誤り音（ここでは、例えばサ行sですと「さしすせそ」の全音をさします）に対する訓練回数は6回でした。週1回30分、約2カ月で修得することを目標に訓練を行っています。

◎訓練方法の一例を紹介しましょう

サ行の誤り音の場合

訓練1回目：STが「すー」と言いながら、掌を平にゆっくり、机を擦ったり、空中で横に滑らす動きをとります。この身体リズム運動を一緒にやってもらい、「すーうー、すー、すーーー」と何回も唱えると出てきます。

訓練2回目：「すーすーすー、すーべろー」

「すーっぱい、あー、すーっぱいねー」などと何回か唱えて「す」が安定して言えたら、

「さー、さー、さーどうぞ（行こう）」や

「そー、そー、そうか！　わかったよ！」など、「す」以外のサ行の音を唱えます。

訓練3回目：お子さんの興味や生活にあった〝となえうた〟を1語文4行形式で唱えていきます。例えば「すき、すき、ぴかちゅー、すーき」

その後は、2語文にしたり、サ行の音を数音入れた〝となえうた〟「あいすかって、あいすかって、おかあさん、あいすかってよー」や

「そうさ、そうさ、ぜったい、そうさ」などと唱えます。自分で意識して唱えられるようになると、生活の中でも自己修正ができてきます。

K君を紹介しましょう。

263-00729

1歳で話始めたK君は、2歳になってもどうしたわけか、「っん、っん…」と喉を絞めて鼻に抜き、声門破裂音と鼻腔構音が混ざったような音で話すため、何を言っているのか、さっぱり理解できない状態でした。それでも、賢いK君は一生懸命話してくれたのですが、ほとんどわかりません。しかし、2歳ですから、まだまだこれから発達する筈です。お母さんには言い直したり、注意をしないようにお伝えして3カ月毎に経過観察を行ないました。

しかし、年長になっても「おっあぁっあん、ぼっうねー、おいっうえんっえね…」(おかあさん、ぼくね、ほいくえんでね)というように、口唇音(パ、バ、マ行音)やナ行以外の子音がほとんど声門破裂音として習慣化していました。

そこで夏休みから訓練を開始しました。

カ・ガ行、タ・ダ行、サ・ザ行の順に行い、計10回で獲得できました。どちらかというと、おとなしいK君でしたが、上手に言えるようになったら、なんだか、活発になってきていたずらが盛んになり、サッカーも得意になりました。

〝となえうた〟の訓練は楽しく、お互いに笑ってしまい、時にはお子さんが創ってくれたとなえうたで練習できます。さあ、みなさんもチャレンジしてみてください。

(五十嵐明美)

口蓋裂構音障害

口蓋裂による構音障害

口蓋裂は、口の天井つまり口蓋が先天的に裂れている疾病のことで、適切な治療が行われないと重篤な言葉の障害をもつことは古くから知られています。口蓋裂の最も重要な問題は、発音や「吹く」「吸う」などに必要な口腔と鼻腔を分離する働き、つまり〝鼻咽腔閉鎖機能〟であり、言葉を話し始める頃までに手術などの外科的処置によってその機能を得ることが必要とされています。

3歳頃までに完全な鼻咽腔閉鎖機能が得られれば、正常な構音を自然に獲得することができます。しかし、手術がうまくいかなかったり、口腔内の条件が不十分な場合は、構音の障害が出てきます。鼻咽腔閉鎖機能が不十分な場合は、その機能獲得のための医学的処置が前提となりますが、習慣化した構音の誤りについては、構音についての専門的訓練が必須となります。

一般的な訓練法

鼻咽腔閉鎖機能が不十分な場合の構音の誤りは世界のどの言語にも共通のものであり、古くから「口蓋裂言語」と呼ばれるもので、喉に力が入ったような力んだ母音のような障害音となります。

通常6歳を過ぎる頃からは、口腔内の条件がよくなっても習慣化した障害音は自然には改善しないといわれています。口蓋裂の疾病に伴う口腔内の問題としては、最も重要な鼻咽腔閉鎖機能の他にも、手術後に口蓋に穴があいたり、噛み合わせが反対で下顎が出たり、歯並びが悪かったり、歯牙が欠損したり、様々な問題をもつことがあります。それらの問題が、音の歪み、他の音への置き換えなどの障害音の誘因になることもあるといわれています。いずれの障害音についても、その訓練の方法は、通常の機能的構音障害に対する訓練（構音訓練）の方法と基本的にはまったく同じです。

もちろん、鼻咽腔閉鎖機能に関しては、訓練に先立って構音訓練だけで改善が見込める状態なのかどうかを見極める必要があります。しかし障害音そのものについては、本人が何らかの理由で習慣化したものなので、通常の構音訓練方法と同じとなるのです。

◎全体構造法による訓練法

構音の訓練方法はいくつかありますが、全体構造法は、従来の構音訓練法に比べ訓練効果が短期間で現れます。具体的には身体リズムやとなえうた、聴覚刺激などを症状の段階にあわせて効果的に用いることが肝要であり、習熟した言語治療担当者では、改善の見通しが立ちやすく、改善の速度も速いといえます。

例えば、発音の際に舌がどうしても片方によってしまう、いわゆる「歪み音」の場合、母音を重視する全体構造法では、まず身体の運動と共に母音をしっかりと安定させます。しっかり安定するだけで、その母音に意味を持たせて表現することができます。通常は単音、単語、文章、会話と段階的に量的に訓練することが求められますが、全体構造法では1つの音を獲得することによって、意味を持つ段階へ一気に進むことができるので、ひとつひとつの音の定着が速く、しかもしっかりと身体で覚えることができます。

口蓋裂は器質的構音障害を引き起こす代表的な疾病として挙げられる病気であり、確かに鼻咽腔閉鎖機能に関しては、医学的な処置が必要と判断された場合は医療機関との連携が必要です。しかし障害音そのものについては、本人が何らかの理由で習慣化したものであり、より身につく形で、正しい音を素早く獲得させる全体構造法は画期的な方法と思われます。

（山本　悠子）

言語発達遅滞

言語発達遅滞（言葉の遅れ）を主訴として来院される子どもたちは、当然ながら言語発達上の音声言語知覚（話し言葉の聞き取り）に問題があると思われます。しかし、従来の言語発達へのアプローチは、音声知覚そのものよりもその周辺、とくに視覚認知（形の見分け、視覚情報の記憶など）を中心とした訓練内容になっており、ことばの聞き取りに直接訓練的な介入がされていませんでした。

全体構造法では、「聞く・話す」といった音声言語を基礎としているため、自然な言語発達の順序に沿った訓練が可能となりました。以下に、当ＳＴ室における全体構造法での基本的な訓練手続きについて紹介してみます。

◎相手の音声に応える

ことばのやりとりが成立するためには、ことばの発信、受信を交互に、キャッチボールのようにやりとりしていかなければなりません。このときに「やりとりの間」が大切になります。この音声の「やりとりの間」は、乳幼児期にお母さんが赤ちゃんをあやし、赤ちゃんがこれに応えて身体を動かし音声を発する「間」と同じタイミングだと言われています。

はじめにこの「やりとりの間」を身体リズム運動と「1行となえうた」で体験していただきます。子どもたちの好きな「型はめ形式のパズル」などを仲立ちにして、場所を問い掛ける「これどーこ？」の声掛けに対して「こーこ」と応答の声掛けを代弁しながら、子どもたちの指を介助して2回その場所を指さす身体リズム運動を繰り返し行っていきます。

1回ごと指さした後にはパズルを渡し、パズルができ上がる達成感を一緒に楽しみます。このことにより、子どもたちは応答のタイミングを自分自身の発声を伴った身体リズム運動で、自然発達により近いかたちで身に付けていくことが可能になります。

ことばのリズム・抑揚の体験

上記の課題のもう一つのねらいとして、音声のつながりや意味理解のためのリズム・抑揚に気付いていただくことがあります。日本語は、2拍子のリズムが基本になりますので、「こーこ」と言いながら2回指さすことにより2拍の最小のリズムに気づくことになります。

「こーこ」という長音（伸ばす音）のリズムができたら、次に二者択一課題を設定し、「どっち？」に対して「こっち」という促音（詰まる音）のリズムを同様に行っていきます。

この訓練を成立させるためには、言語発達遅滞のほとんどの子どもたちがもっている衝動性（目の前の物にすぐ手を出すなど）、注意転導性（注意が1箇所に持続できない）を抑制することが重要です。基本は、全体構造法での身体コントロールから入ることになりますが、子どもたちの場合は、身体への直接介助が有効です。（身体を後方から抱えるようにして動き出すタイミングを教えていきます）

「聞いて、見て、考えてから、手を出す」といった一連の行動のプログラミングが課題を通して出来てきたら、子どもたちの関心に沿った段階的な「聞く力、話す力」を引き出す課題を提供していきます。

「聞く力」を育てる課題としての不連続刺激の小児への応用

通常のことばを聞き取れる段階の子どもたちには、ハミングで呈示したリズム・抑揚の異なることばを類推して当てる課題を行います。たとえば「ケーキ、スプーン、ロケット」の組み合わせをハミングで聞き分けることにより、リズム・抑揚の違いを手掛かりに子どもたち自身で足りないところを補って能動的に聞き取ることが可能になります。（3枚の絵カードを机に並べ、はじめに普通の音声で指させる事を確認してから、ハミングと机を叩く・なでるなどの身体リズム運動を一緒に呈示します）

以上、当ST室で行っている全体構造法での言語発達遅滞の子どもたちに対するアプローチを御紹介しました。全体構造法はマニュアル化されたものではなく、STと子どもたちの関係性の中で一緒に作り出していくものです。従って、今回の方法はあくまで参考に過ぎなのですが、全体構造法により小児の言語発達障害への直接的アプローチが可能となったことは、この領域に関わる者として大変悦ばしいことと思っています。多くの関係機関で取り入れ、さらに発展させていただけますように願っています。

（鈴木和美）

小児の吃音

指導の基本

吃音は、話し始めるときに音の繰り返しやつかえなどの症状が生じ、ことばの流暢さが損なわれる状態をさします。「お、お、お、おはよう」（繰り返し）、「こーんにちは」（引き伸ばし）、「……わたしは」「ぼ……くの」（阻止）となったり、息を吸いながら話したり（吸気発声）、顔面や口元をゆがめたり、腕を振らないとことばが出てこない場合もあります。

子どもたちに、ことばの教室に相談にきた理由を聞くと「声が二重になっちゃう」「なんか言いにくい」「ちょっと苦しい」「本読みのとき、すらすら読めるようになりたい」「つっかからないようにしたい」といったような答えが返ってきます。自分のしゃべり方を意識している子どもがほとんどです。

症状の軽い子の中にはあまり気にしている様子が見られない場合もありますが、ほとんどの子どもたちが吃音を治したいという気持ちをもっています。

そこでまず、子どもが自由に話せるようにしていきます。子どもが遊んだり、身体を動かしたりしているとき、流暢にしゃべっていることがあります。その時の声やリズム・イントネーション等が、その子が本来もっているものです。その流暢性を崩さないように、また育てていくようにしていきます。

喉や首、肩、胸、お腹、膝、足などが緊張しているため、腹式呼吸ができず、上ずったり、力んだりした声になっている子どもが多いので、自分らしい自然な声を出していく感覚を知ることから始めます。

声は、身体全体で出すものなので、緊張していると、自然な声を出すのは難しいことです。また、自然な声は、自然な呼吸ができていないと出せません。そこで、鼻から息を吸い腹式呼吸ができるように練習をして、いつでも楽な呼吸ができるようにします。それから、身体リズム運動を伴って、母音の発声練習をします。身体リズム運動の動きは、子どもによって様々ですが、楽に出せるようになるまで、響きのある心地よい声を感じるようになるまで、身体を動かしながら発声します。身体リズム運動だけでは聞き取れない場合は、周波数調整器の低周波帯域を使って、時にはスピーカーを身体に当てながら発声し、感じ取ってもらいます。

自分らしい自然な声が出るようになったら、〝となえうた〟を唱えていきます。話しことばの土台であるプロソディを聞き取り、整えていきます。その子らしいリズム・イントネーションに気づくように、繰り返し唱えていきます。

訓練の実際

まず、母音から始めます。

例：あー　あーあー
おーい　おい
あーあー　あーあー　あっ　あーあー
おーい　おーい　おいおい　おーい
いーかい　いーかい　もー　いーかい
いーよー　いーよー　もー　いーよー

声はそのときの体調や姿勢によって変わるので、母音の〝となえうた〟を唱えて、毎回確認するようにします。

次に、〝リズムとなえうた〟を用います。これは、発話時のリズムを整え、発話の休止や間を体験していく〝となえうた〟です。初頭音でリズムをとり、小節単位で唱えていきます。一小節に入る音節数に関係なく、各小節の拍子時間の長さを同じにします。特に最後の小節は、休止時間の長さを調節します。

子どもとの会話から作ったり、子ども自身が考えて作ったりした〝となえうた〟を唱えていきます。

例：たべたい　たべたい　たべたい　なー
　　きょうは　ラーメン　たべたい　なー
　　しょうゆ　ラーメンに　しようか　なー
　　しお　ラーメンに　しようか　なー
　　どっちに　しようか　まよっちゃう　なー
　　やっぱり　しおラーメンに　きーめ　た

スピードを変えたりして、自分らしい自然なプロソディを体験し聞き取っていきます。復唱ではなく、何度も唱えることで、子ども自身が唱えやすいプロソディを見つけていきます。

また、音読のときには、吃らないように工夫したり、平板な読み方になってしまっている子どもがいます。そこで、「、」や「。」で休止し、口ではなく鼻からきちんと息継ぎすることで、リズム・イントネーションが整えられるように練習していきます。

こうして、身体リズム運動や〝となえうた〟を唱えていくと、流暢な発話をより多く体験できるので、流暢性が育っていきます。

（西野とし子）

成人の吃音

成人の吃音者も、流暢に話していた

全体構造法は、話しことばの流暢性が問題である吃音にも臨床研究を広げてきました。成人吃音への全体構造法の試みについてお話しします。

ところで、成人の吃音者は一度も流暢に話したことはなかったのでしょうか。「気づいたときには吃っていた」とおっしゃる方も、話し始めの喃《なん》語や始語のときや、片言の一語～二語のときから、非流暢というか吃音でしゃべっていたわけではありません。

ですから、幼児のときから自然にことばが発達すれば、とうぜん流暢に話せていたはずだと思います。

ことわっておきますが、多くの成人吃音者が、失語症のように脳損傷によって流暢な話しことばを失ったと解釈しているわけではありません。では、いったいどこでどうして流暢性を失い、失ったまま話しことばの上達を進めてきてしまったのでしょう

か。

この「いったい、どこで、どうして」という問題に現代の研究者の関心は集中しています。吃音の原因は何かです。生得説から環境説まで結果は研究者ごとにばらばらです。

全体構造法では、ことばは精神と関連する身体器官の精巧な協調と作用によって流暢に話すことができるようになるととらえています。したがって、どこにどのような支障があっても流暢性が失われる可能性があると考えます。ですから原因を一つに絞ることはもともと無理であり、吃音という症状は同じでも、一人ひとり固有の原因があったのだろうとみていきます。

そして、とうぜん流暢に話せるはずだった人が、まっすぐ流暢発話に向かってこれなかったことを、話す人間の土台に戻ってやり直すことをめざしていきます。

吃音は、〝蓋然性に出現して止められない非流暢〟といわれます。意識して思いどおりに聞き・話せるのがことばですから、意図して止められない自分の非流暢な発話を、意図していかなくてはほんとうの自分のことばにはなりません。

「聞く」練習から始める

吃音を直すのに全体構造法を適用するということは、私達がいかに自然に自国語を話せるようになってきたかに素直に従うということです。

263-00729

話しことばの実体は運動であり、運動を自覚できるのは身体でした。しかもまず全体であるプロソディから始まること―成人吃音の場合もすべてここからはじめていきます。

身体で聞き話すなんてことはわかっている…と思っていらっしゃったら、とんだ勘違いです。身体からのびのび十分なプロソディを表現できる声を出せること、これが大事です。呼吸と声の関係を自分で意思どおりに調節していけるよう響かせます。母音の身体運動といっしょにやる方が出しやすいでしょう。

成人するまで十分お腹から声を出していない人が多いので、この練習はずっと続けていきます。そして、その十分な音声を自覚しながら、その母音から始まることば表現を唱えていきます。成人の方ですから、失語症のように短いことばでなくても構いません。

唱えているうちに声の質が小さくなったり不十分になったら、また身体運動とともに1音母音練習に戻りましょう。

母音が安定したら、子音から始まることばも音にこだわらずやっていきます。プロソディ豊かに言うためには、失語症のところで説明した状態・情緒副詞や誘導副詞などから始まることばだと唱えやすいでしょう。

それと同時に…、ありのままの人間の話しことばを聞く、すなわちプロソディを伴ったことば音を正しく聞く力を養っていかなくてはなりません。

263-00729

この練習として、いちばんやりやすい方法は不連続な周波数帯域で話しことばを聞く練習です。プロソディを強調してプロソディにのった話しことば音を自らの力で聞き取って唱えていきます。

きっと吃音の方は、「聞く」練習など必要ないと思われるかもしれません。ところが著者の実験では、これが吃音の方にはとても難しいのです。吃音でない成人も不連続な周波数帯域で話しことばを聞き始めたときは、「ちょっと、何言ってるの?」となります。でも、数語聞くだけですぐにプロソディとことばがしっかり聞き取れるようになります。いつもそうして聞いているからです。

これに対して、吃音の方はプロソディに注意するとことば音がまったく聞き取れません。人間のことばの土台であるデリケートなニュアンスを伝えるプロソディとことば音を同時に聞き取ることが、かなりおろそかになっていると思われます。

練習では、まず耳から聞こえてくるプロソディを聞き取って、身体運動とともに唱えていきます。「いいいいーーーーい?」という形です。このときの身体運動はプロソディを聞き取るためのものですから、音調が高いときは高く、低くなったら低くあわせてください。リズムも声と同時にとれなくてはなりません。

この練習を重ねていくと、徐々にプロソディにのったことばが自らの能動的な力で聞き取れ、聞き取りの土台が安定してきます。

不連続周波数調整器がない場合は、テレビや講談・落語などから聞こえる話しことばのプロソディ部分だけを、聞き取る練習をしてください。この場合は、ことばを真

263-00729

似ると音に関心が寄ってしまうので、最初はハミングで真似て唱えてください。ハミングが身体運動とあってきたら、そのプロソディに十分乗ったことばでも言ってみます。

どの方も、この練習中に吃音症状はまったく出現しません。どんなに重度の方でもです。プロソディが話しことばの土台であるからでしょう。

一般に吃音の問題というと、話すことにのみ関心が向いてしまいます。でもやはり障害が違っても、「話しことばとは聞くことと話すこと」という全体構造法の基本を、お願いですから忘れないでください。

（道関京子）

聴覚障害児の話し言葉の指導

聴覚障害児の話し言葉の特徴

聴覚に障害のある子どもの話し言葉の特徴には、次のようなものがあります。

・声が甲高いとか、緊張が強く喉の奥で出しているために、声が響かない。
・話しことばが一本調子だったり、一語ずつ区切るような不自然なリズムとイントネーションで話す。
・発音に誤りがあり、音の続き具合によっては、何を言っているのかわからないことがある。
・助詞の使い方に誤りがあるので、文としては成立しないことがある。
・自分が話すことだけに集中していて、相手の話しをきちんと聞いていないために、コミュニケーションが成立しにくい。
これらの特徴は、単に聴覚に障害があるからというだけではなく、「聞く」ことを学習しなかったために、できていないということが考えられます。

全体構造法では、まず「聞けなければ話せない」という原則にたって、「聞く力を育てる」ことを中心にした指導をします。

聞くことのはじめは、〝母音〟です。日本語の話し言葉では、母音が大切な要素になっています。母音の［a］は、5つの母音の中心ですから、この音をきちんと聞けるようにすることが大事です。［a］が聞けるようになったら、その他の4つの母音の練習に入ります。耳で聞くだけでは難しい場合には、低い周波数だけを聞かせるような、周波数調整器を使って、身体で響きを感じ取らせたり、身体リズム運動を併用したりします。

ここで大切なことは、自分の声や音を自分の身体でしっかりと聞く習慣をつけることです。子どもたちは、他人の声を聞くことを要求されてきていますので、ほとんどの場合自分の声やことばを聞いていません。まずは、自分の声やことばを聞いて、モニターできるようにすることが出発点です。それができるようになると、話しことばの状況が変わってきます。

263-00729

母音の聞き取りができるようになり、自分の声やことばのモニターができたことが確認できたら、次はリズムとイントネーションを聞かせます。ここでは、母音の〝となえうた〞を使います。プロソディ部分は母音が担っていますので、母音のリズムとイントネーションを聞かせることが大事なのです。

次に子音の指導へと進みます。ここでは低い周波数だけでなく、高い周波数を加えます。周波数調整器がない場合には、テープコーダーのイコライザーなどを使うこともできます。その他に身体リズム運動を使うこともできます。音を耳だけで捉えるのではなく、身体全体を使って捉えられるように援助するのです。

子音が正しく聞けるようになり、単音節で正しい構音ができるとすぐに〝となえうた〞で練習をします。練習する〝となえうた〞は、できるだけ子どもが身近に使うことばを選んで創作します。初めはできるだけ短くし、次第に4行にのばしていきます。子どもが自分で作れるようになると更にいいでしょう。

聴覚障害児にとって困難な助詞の学習も〝となえうた〞を利用することで、かなり楽に学習できます。たとえば…

「とんとんはねる　とんとんはねる
ボールがはねる　とんとんはねる」

という〝となえうた〞の中には、助詞が一つだけ入っています。この〝となえうた〞を繰り返し唱えることで、自然に助詞が耳から入り、使えるようになっていきます。

このようにして、自分の声やことばを自分の耳でしっかりと聞く、という状態になると、子どもたちは喜んで聞き始めます。本当の学習は多分ここから始まるのだと思います。

聞くという行為は、自発的なものですから、聞く意思がなければ、耳は働きません。聞くことが楽しいとか、聞くことで何かいいことがあると思わなければ、耳が働かないということは、私たちも同じなのではないでしょうか。

〝言語学外要素〟を聞かせることから始める

全体構造法では、以上述べたように、まずは〝言語学外要素〟を聞かせることから始め、それができたところで、本人の聞きたいという気持ちを尊重しながら、言語学的要素を聞かせ、両者を統合して聞けるようにするのです。こうすることによって、子どもたちは自分の声やことばを聞き、相手の声やことばを聞いて会話をするということが可能になるのです。

言語学外要素を聞かせることを、是非試してみてください。きっと思いがけない効果が手に入ることと思います。

（盛由紀子）

263-00729

資料1　全体構造法で言語訓練を行う施設の問い合わせ先

都道府県	施設名	訓練部署
北海道	北海道社会事業協会余市病院 046-0003　北海道余市郡余市町黒川町19丁目1-1	リハビリテーション科 言語室 0135-23-3126
新潟	新潟リハビリテーション大学 958-0053　新潟県村上市上の山2-16	医療学部リハビリテーション学科言語聴覚学専攻 0254-56-8292
東京	JIST(日本全体構造臨床言語学会) 100-0033　東京都千代田区一ツ橋1-1-1パレスサイドビル9F 東コア 毎日学術フォーラム内	JIST 事務局 連絡はメールにて受付 jist@jist.org
東京	東京逓信病院 102-8798　東京都千代田区富士見2-14-23	リハビリテーション科 言語室 03-5214-7111
神奈川	横浜労災病院 222-0033　神奈川県横浜市港北区小机町3211	リハビリテーション科 言語室 045-474-8111
長野	長野赤十字病院 380-8582　長野市若里5丁目22-1	リハビリテーション科 言語聴覚課 026-226-4131
岐阜	岩砂病院 502-0817　岐阜市長良福光161-1	リハビリテーション科 言語室 058-231-2631
静岡	焼津市立総合病院 425-8505　静岡県焼津市道原1000	リハビリテーション 技術言語聴覚係 054-623-3111
静岡	市立島田市民病院 427-8502　静岡県島田市野田1200-5	リハビリテーション 指導室 0547-35-2111
静岡	藤枝平成記念病院 426-8662　静岡県藤枝市水上123-1	カリタスメンテ 言語訓練室 054-643-1266
愛知	西尾市民病院 445-8510　愛知県西尾市熊味町上泡原6	リハビリテーション科 言語室 0563-56-3171
三重	明和病院 515-0312　三重県多気郡明和町大字上野435	リハビリテーション科 言語室 0596-52-0131
京都	洛陽病院(連絡は火曜日) 606-0017　京都市左京区岩倉上蔵町143	リハビリテーション科 言語室 075-781-7151
福岡	浅木病院 811-4312　福岡県遠賀郡遠賀町浅木2丁目30-1	リハビリテーション科 言語室 093-293-7211

263-00729

資料2　全体構造訓練を支援するソフトやシステム機器

1.「花鼓Ⅲ」失語症リハビリテーション支援システム

（http://www.animo.co.jp/welfareproduct/hana/）

重度の患者さん向けに、重症度の段階別に適した訓練ができます。さまざまな失語症のタイプの患者さんに対して訓練ができます。付属する特殊キーボード使って患者さん自身が左手“ゲンコツ”操作で訓練ができます。

1）訓練段階、訓練内容（訓練数）

５段階の重症度段階別訓練ができます。

患者さんの症状に合わせた訓練段階を選ぶことにより、負担の少ない最適な訓練ができます。

・口の体操：訓練前の準備体操――事前段階訓練

・第１段階：単音の発音の練習――40画面訓練

・第２段階：音の表現の練習――72画面訓練

・第３段階：話ことばの練習――115画面訓練

・第４段階：話ことばを唱える練習――118画面訓練

2）訓練方法の種類

いろいろな方法の訓練ができます。

・個人に合わせたプログラム訓練

〔各段階（第1～4段階）から選択した訓練内容だけを訓練できます〕

・集団用訓練

〔各段階（第1～4段階）での全訓練内容を通しで訓練できます〕

・自習用訓練

（毎日、訓練内容がランダムに出てくる“おまかせ”訓練ができます）

3）付属機器による訓練

周波数調整器ユニット（振動子、マイク付ヘッドフォン）を用いた訓練ができます。

・低周波刺激訓練ができます。

・不連続周波数刺激訓練ができます。

・聴覚フィードバックを遅延させての聞き取り訓練ができます。

・振動子を使った触覚刺激訓練（聞き取り訓練）ができます。

・マイク付ヘッドフォンを2個使用することで、先生（家族）と患者さんとが対話しながら生きた“話しことば”の訓練ができます。

4）くつろぎのコーナー

クイズ・くつろぎのコーナーがあります。

訓練に疲れた合間に、歌・詩・俳句・各種花の絵やクイズを楽しめます。

5）訓練成果の記録（音声日記）

音声日記の機能を利用して､毎日の訓練の成果を記録・確認できます。

少しずつでも話せるようになることの喜びを、患者さん自身が体感できます。

6）動作環境

OS 対応	Microsoft Windows Vista／7／8
ブラウザ	Microsoft Internet Explorer7.0以上 Adobe Flash Player 9以降必須

2．花鼓用「中度・軽度用訓練 CD ソフト」

（http://www.animo.co.jp/welfareproduct/tr_cd/）

中度患者さん、軽度患者さん向けに、生きた話しことばの“となえうた”各種訓練ができます。

「花鼓Ⅲ」を利用した重度訓練により症状が改善した患者さんに適した訓練ができます。

1）訓練の種類（訓練数）

3種類の訓練ができます。

・CD-1：2語文となえうた訓練――――165文訓練

・CD-2：誘導副詞文訓練――――110文訓練

・CD-3：リズムとなえうた訓練――――245文訓練

2）「花鼓Ⅲ」中度・軽度訓練プレイヤーソフトによる訓練

・低周波・不連続周波数刺激訓練ができます（ただし「花鼓Ⅲ」が必要です）。

・「花鼓Ⅲ」の周波数調整器ユニットとの連動により、「花鼓Ⅲ」に付属する中度・軽度訓練プレイヤーソフトにて、低周波刺激訓練、不連続周波数刺激訓練ができます。

3）動作環境

・Microsoft Windows Vista／7／8パソコンのDVDドライブ

・CDラジカセなどの音楽用CDプレイヤー

3．「花鼓 SaaS」インターネット失語症訓練サービス

（http://hana.animo.jp/guide/index.html）

インターネットを通じて、失語症のリハビリテーション訓練を提供するサービスです。お申込みいただくと、訓練を利用するためのID・パスワードを発行いたします。重度用の訓練サービスと、中度・軽度用の訓練サービスを用意しています。あらゆる失語症症例の訓練、あるいは、ことばの遅れたお子さまの言語獲得訓練にご利用いただけます。

1）「花鼓 SaaS」サービスの特長

・インターネット接続できるパソコンがあれば、いつでも、どこでも訓練をご利用いただけます。

・失語症の改善には、長期にわたる言語リハビリテーションが必要です。病院で定期的に診断を受けながら、本サービスの訓練を継続することができます。オプションの特殊キーボードも利用しながら、患者さん自身の自習にもお使いいただけます。

・年額（個人向けには半年も可）サービスとすることで、従来の「花鼓」の購入が難しかった病院・施設や個人の方も導入しやすくなります。

・パソコン以外にタブレットやスマートフォンでも、場所・時間を選ばずに訓練ができます。

・訓練の音声に、「低周波刺激」と「不連続刺激」の音声を用意しました〔本人および指導者の音声の変換には、オプション機器（周波数調整器ユニット）が必要です〕。

2）訓練段階、訓練内容（訓練数）

訓練段階		訓練内容	訓練コンテンツ数
重度訓練サービス	口の体操	訓練前の準備体操	11訓練
	第1段階	単音の発音の練習	40訓練
	第2段階	音の表現の練習	72訓練
	第3段階	話しことばの練習	115訓練
	第4段階	話しことばを唱える練習	118訓練
中軽度訓練サービス	2語文となえうた	まとまった話しことばの練習	165訓練
	誘導副詞文となえうた	誘導副詞で始まる3語文の練習	110訓練
	リズムとなえうた	特殊音節リズムの練習	245訓練

3）訓練方法の種類

訓練の種類	重度訓練サービス	中軽度訓練サービス
基本リハビリテーション	各段階（第1～4段階）での全訓練内容を通しで訓練	各となえうた訓練の全訓練内容を通しで訓練
標準設定	個人毎に各段階訓練からひらがな行訓練内容を選択し、訓練	個人毎に3種のとなえうたからブロック別に訓練内容を選択し、訓練
個々の練習	訓練したい内容をその場で個別に選択し、訓練	3種のとなえうたから個別／ブロック別に訓練内容を選択し、訓練
おまかせ	第1、第2、第3、第4段階からランダムに訓練内容を選択し、訓練(15／30／40分間から選択)	3種のとなえうたからランダムに訓練内容を選択し、訓練(15／30／40分間から選択)

4）くつろぎのコーナー

くつろぎの種類	練習数
歌の練習	3種
俳句の練習	12種
詩の練習	4種
色の世界	16種
花の世界	20種

5）動作環境

OS対応	Microsoft Windows Vista／7／8
ブラウザ	Microsoft Internet Explorer7.0以上 Adobe Flash Player 9以降必須

6）オプション機器

・周波数調整器ユニット一式：パソコン、タブレット、スマートフォンに周波数調整器を接続して、低周波刺激訓練、不連続刺激訓練、振動子触覚刺激訓練ができます。

・特殊キーボード：失語症訓練者自身が左手“ゲンコツ”操作で訓練ができます。

4．「フルーエントトーク」インターネット吃音克服訓練サービス

（http://aft.animo.jp/ft/guide/）

インターネットを通じて、吃音訓練を提供するサービスです。お申込みいただくと、訓練を利用するためのID・パスワードを発行いたします。吃音訓練としては「小児向け訓練」、「成人向け訓練」および「百人一首訓練」の“リズムとなえうた訓練”を、“吃音基本訓練”としては「母音・子音訓練」、「4行となえうた訓練」を用意しています。

1）「フルーエントトーク」インターネット吃音克服訓練サービスの特長

・インターネット接続できるパソコンがあれば、いつでも、どこでも訓練をご利用いただけます。

・吃音の改善には、長期にわたる定期的繰り返し訓練が必要です。病

院・学校で定期的に診断を受けながら、本サービスの訓練を継続することができます。

・年額（個人向けには半年も可）サービスとすることで、病院・学校でもご利用いただけます。

・パソコン以外にタブレットやスマートフォンでも、場所・時間を選ばずに訓練ができます。

・別売 Android アプリソフト「ポケットリズム」を併用することで、リズムを取りながら話しことば訓練ができます。

・別売オプション機器の周波数調整器・振動子を併用することで、低周波刺激訓練、不連続刺激訓練およびリズム訓練ができます（吃音基本訓練で併用すれば、訓練効果が増します）。

２）訓練段階、訓練内容（訓練数）

訓練段階		訓練内容	訓練速度	訓練コンテンツ数
基本訓練	第１段階	母音・子音訓練	—	40訓練
	第２段階	４行となえうた訓練	—	115訓練
吃音訓練	第３段階	小児・成人Ⅰ用リズムとなえうた訓練	ふつう、速い、遅い	100訓練
	第４段階	成人Ⅱ用リズムとなえうた訓練	ふつう、速い、遅い	100訓練
	第５段階	百人一首リズムとなえうた訓練	ふつう、速い、遅い	100訓練

３）訓練方法の種類

訓練方法の種類	重度訓練・吃音訓練
フル訓練（全訓練）	母音・子音訓練、4行となえうた訓練、小児・成人Ⅰ用、成人Ⅱ用、百人一首リズムとなえうた訓練を選択し、各段階での全訓練内容を通しで訓練
個々の選択訓練	各訓練段階で訓練したい内容をその場で個別に選択し、訓練
おまかせ訓練	母音・子音訓練、4行となえうた訓練、小児・成人Ⅰ用、成人Ⅱ用、百人一首リズムとなえうた訓練からランダムに訓練内容を選択し、訓練（15／30／40分間コース選択）

4）くつろぎのコーナー

くつろぎの種類	練習数
歌の練習	3種
俳句の練習	12種
詩の練習	4種
色の世界	16種
花の世界	20種

5）動作環境

OS 対応	Microsoft Windows Vista／7／8
ブラウザ	Microsoft Internet Explorer7.0以上 Adobe Flash Player 9以降必須

6）オプション機器

・周波数調整器ユニット一式：パソコン、タブレット、スマートフォンに周波数調整器を接続して、低周波刺激訓練、不連続刺激訓練、振動子触覚刺激訓練ができます。「花鼓 SaaS」インターネット失語症訓練サービスのオプション機器と同様のものです。

5．吃音訓練用「ポケットリズム」Android 版アプリケーションソフト

全体構造法に基づいた吃音訓練ができます。胸ポケットに入れることで、振動でことばを出すタイミングやリズムを取りながら訓練ができます。0.2～9.7秒のインターバル時間、0.5～10秒の連続振動時間の訓練設定ができます。音が出ませんので周りの人に気づかれることはありません。本アプリケーションソフトは、パーキンソン病患者の歩行訓練にも利用されています。お手持ちのアンドロイド携帯へアプリケーションソフトをインストールしてご使用いただけます。

1）機器・ソフトの概要

・制御方式――――――――――――アンドロイド携帯ソフト制御

・スタート／ストップ―――――――画面タッチ（ON/OFF）
開始／停止

263-00729

（スタート／ストップ）

・インターバル時間タイマー設定範囲―0.2～9.7秒

（間隔時間のボリュームで設定）

・吃音訓練用動作タイマー設定範囲――1.0～30.0秒

（スタートボタンを押した後、タイマー設定時間の間に振動して自動でストップ）

・パーキンソン病訓練用連続タイマー―連続、繰り返し

（スタートボタンを押して連続インタ－バル振動開始、オフで停止の繰り返し）

・振動時間タイマー設定範囲――――0.1～1.0秒

（振動時間幅のボリュームで設定）

・大きさ―――――――――――アンドロイド携帯の大きさに依存

〔約120(H)×65(W)×15(D)mm〕

・出力部（振動部）――――――アンドロイド携帯振動モーター使用

（携帯メーカー、機種により振動の強さに違いがあります）

・消費電力―――――――――――約10～15％消費

（0.2秒振動時間幅、1.0秒インターバル時間設定30分間連続駆動にて）

・重量――――――――――――――アンドロイド携帯に依存

（重量約150 g）

6. “唱ちゃん”絵カード

（http://www.animo.co.jp/welfareproduct/tona/）

生きた話しことばの“となえうた”訓練を補助する絵カードです。20種類の様々な可愛らしい“となちゃん”の感情を表現した絵カードで構成されています。多種多様な抽象的・感情的な“話しことば”を引き出す訓練ができます。

・絵カード20種類の内容：

「困った」、「怒った」、「美味しい」、「不味い」、「痛い」、「寒い」、「暑い」、「びっくり」、「やったー」、「いやだ」、「疲れた」、「むっとする」、「眠い」、「ありがとう」、「がっかり」、「しょんぼり」、「悲しい」、「泣いている」、「うれしい」、「悔しい」。

問い合わせ先

〒231-0015　横浜市中区尾上町２－27大洋建設関内ビル４Ｆ

株式会社アニモ　ヘルスケア営業部　　河合　勇

0120-010-249　（受付時間　平日9：00～17：00）

TEL：045-663-8640　　FAX：045-663-8627

URL：https://www.animo.co.jp　　e-mail:sales@animo.co.jp

263-00729

参考・引用文献

Asp C. & Guberina P. : Verbo-tonal Method for Rehabilitating people with communication problems. Centar SUVAG-Zagreb, 1991.

Guberina P.「全体構造視聴覚方式の理論的基礎—パロールの言語学」言調聴覚論シリーズ，20，上智大学，1993，p. 7-22.

林安紀子　言語習得過程におけるプロソディ情報の役割，日本音響学会誌，9，1999．738-742.

Jackson J.H. Remarks on evolution and dissolution of the nervous system. Taylor (Ed), Selected Writings of John Huhlings Jackson. 2, Hodder & Staughton, London, 1932.

JIST ジャーナル第1号～9号，日本全体構造臨床言語研究会，1999～2006.

Liberman A.M. Some results of research on speech perception.J. Acoust. Soc. Amer. 29,117-123 (1957).

Luria A.. R. Working Brain. An introduction to neuropsychology. Harmondsworth, Penguin, 1973.

Luria：神経心理学の基礎．保崎秀夫監修，鹿島春雄訳，医学書院，1978.

Merleau-Ponty M.「知覚の現象学1」竹内他訳，みすず書房，1967.

田守育啓：オノマトペ　擬音・擬態語をたのしむ。岩波書店，p. 7-8，2002.

中島昭美：重複障害教育研究会第19回全国大会講演ー存在感あふれる子供たちー．重複障害教育研究所，p. 1-16，2006.

Roberge C. 不連続についての考察．言調聴覚研究シリーズ12．上智大学，1988.

Roberge C. 監修，道関京子編．「VT 実践シリーズ3，失語症の治療」，第三書房，1997.

Rosenthal R. D., Lang J. K. & Levitt H. Speech reception with low-frequency speech energy. J. Acoust. Soc. Am., 57(4), 949-955(1975).

渡辺実．国語文法論．笠間書院，1986.

＊

道関京子．「失語症のリハビリテーション，全体構造法のすべて」米本恭三監修，道関京子編著，医歯薬出版．1997.

道関京子．「失語症のリハビリテーション，全体構造法のすべて第2版」米本恭三監修，道関京子編著，医歯薬出版．2004.

263-00729

【編者略歴】
道《どう》関《せき》京《けい》子《こ》

1971年　大阪大学経済学部卒業
1979年　国立聴能言語専門職員養成所修了
兵庫県リハビリテーションセンターを経て，
1990年　上智大学大学院外国語学部言語障害修士課程修了
東京慈恵会医科大学リハビリテーション科言語主任
2008年　山口福祉文化大学教授を経て，
現在，新潟リハビリテーション大学大学院リハビリテーション研究科教授

全体構造法でとり組む
失語症の在宅リハビリ　　ISBN978-4-263-20598-3

2007年6月10日　第1版第1刷発行
2014年4月10日　第1版第3刷(補訂)発行
2022年12月15日　第1版第6刷発行

編　者　道　関　京　子
発行者　白　石　泰　夫
発行所　医歯薬出版株式会社

〒113-8612　東京都文京区本駒込1-7-10
TEL.(03) 5395-7628(編集)・7616(販売)
FAX.(03) 5395-7609(編集)・8563(販売)
https://www.ishiyaku.co.jp/
郵便振替番号 00190-5-13816

乱丁，落丁の際はお取り替えいたします.　　印刷・永和印刷／製本・愛千製本所